JN039743

新・社会福祉士シリーズ **7**

ソーシャルワークの基盤と専門職（社福専門）

福祉臨床シリーズ編集委員会編

責任編集＝柳澤孝主・増田康弘

弘文堂

はじめに

　この度、新・社会福祉士シリーズにおける本書『ソーシャルワークの基盤と専門職（社福専門）』を刊行することになりました。まずは、これまでの経緯を簡単に説明します。

　周知の通り、2007（平成19）年に社会福祉士養成のための教育カリキュラムが大幅に見直されました。その10年後、地域共生社会の実現を推進し、新たな福祉ニーズに対応するため、ソーシャルワークの専門職としての役割を担うことのできる実践能力を備えた社会福祉士を養成する必要があることから、2017（平成29）年に再度教育カリキュラムが改正されています。一方、精神保健福祉士の養成においても2012（平成24）年に変革を遂げましたが、精神保健福祉士の役割や活躍の場の拡大などに伴って、教育内容の見直しがさらに必要となりました。そのような流れの中、2021（令和3）年から、社会福祉士・精神保健福祉士の養成施設において新カリキュラムがスタートすることになりました。

　本書『ソーシャルワークの基盤と専門職（社福専門）』は、ソーシャルワーク機能を学ぶ科目の再構築の結果、①社会福祉士の職域と求められる役割について理解する、②ソーシャルワークに係る専門職の概念と範囲について理解する、③ミクロ・メゾ・マクロレベルにおけるソーシャルワークの対象と連関性について理解する、④総合的かつ包括的な支援と多職種連携の意義と内容について理解する、を目標に据え構成されています。

　具体的な本書の構成は以下の通りです。第1章「社会福祉を取り巻く諸問題」、第2章「ソーシャルワーク専門職の基本要件」、第3章「ソーシャルワーク専門職の概念と範囲」、第4章「ソーシャルワーク専門職と感性」、第5章「ソーシャルワークのシステム志向・思考」、第6章「ソーシャルワークのミクロ・メゾ・マクロレベル」、第7章「ソーシャルワーク専門職の総合性と包括性」、第8章「ソーシャルワークの現場と臨床」の8章立てとなっています。

　第1章では、ソーシャルワーク活動を具体的に展開していくためには、現今の社会問題や社会現象を構造的に把握しておくことが必須条件になるとの認識から組み立てられております。第2章では、ソーシャルワーク専門職にとっての基本姿勢や基本的態度を確認し、それらが日常性とどのようにかかわっているかを示しました。第3章、第6章、第7章では、想定される教育内容を網羅し、具体的な事象等を含めて説明しております。第4章は、ソーシャルワーク専門職が日々かかわりながら活動を展開する相手（利用者、他の職種等）との関係の中で求められる感性（的）素養について概説しています。第5章は、第6章、第7章への橋渡し役や羅針盤の

役割を果たすべく"システム志向・思考"についてまとめてあります。そして第8章では、ソーシャルワーク専門職としての豊かな経歴を基盤にした"臨床"の捉え方、"現場"の功罪について指摘しております。

　本書の作成においては、社会福祉、精神保健福祉、保健医療、看護、教育、行政などの現場に直接身を置いた経験の持ち主や、現在でも各分野の現場に何らかの形でかかわりをもち、現在進行形で活躍している方々に執筆を依頼しました。"ソーシャルワーク"の概念規定を始め、新カリキュラムの内容を十分に踏まえたうえで、比較的自由に各執筆者の構想を展開してもらっています。各章末には原則的に、「理解を深めるための参考文献」を挙げ、ソーシャルワークをさらに掘り下げて考えられるような"水先案内人"の役割を担ってもらいました。また、「コラム」を設け、少し違った角度から、あるいは少しくだけた話題提供を通して、"ソーシャルワーク"の豊かさや奥行きといった側面にも目が向けられるよう工夫してあります。さらに本書では、以上触れてきた項目の最新の、そしてより親しみ易い話題を盛り込んでみることも試みております。こうしたことを支えていくために、多彩な執筆陣はそれぞれに、柔軟な発想とラディカルな息吹を発揮しております。そして、より人間性豊かで創造的な援助者への道を歩めるようにデザインされた著書、それが本書です。

　ソーシャルワーカーを目指している多くの方々が、本書によってソーシャルワークの基盤と専門職のあり方を、少し踏み込んだ形で、われわれ一人ひとりの生活世界から振り返る、1つの機会にしていただけるよう願っております。社会福祉士や精神保健福祉士という資格取得をゴールとせずに、1つのスタートラインと捉えてください。援助者としての日々の精進を怠らず、時代を刷新していく姿勢がソーシャルワーカーには求められます。原点は、「利用者にとっての意味」を問い続けていくことにあります。本書がその一翼を担っていけると固く信じております。

　　2023年8月

責任編者を代表して
柳澤孝主

目次

ソーシャルワークの基盤と専門職(社福専門)(30時間)〈2021年度からのカリキュラムと本書との対応表〉

カリキュラムの内容　ねらい			
①社会福祉士の職域と求められる役割について理解する。 ②ソーシャルワークに係る専門職の概念と範囲について理解する。 ③ミクロ・メゾ・マクロレベルにおけるソーシャルワークの対象と連関性について理解する。 ④総合的かつ包括的な支援と多職種連携の意義と内容について理解する。			

教育に含むべき事項	想定される教育内容の例		本書との対応
大項目	中項目	小項目　(例示)	
①ソーシャルワークに係る専門職の概念と範囲	1 ソーシャルワーク専門職の概念と範囲		第3章1節
	2 社会福祉士の職域	●行政関係 ●福祉関係（高齢者領域、障害者領域、児童・母子領域、生活困窮者自立支援・生活保護領域等） ●医療関係 ●教育関係 ●司法関係 ●独立型事務所　等 ●社会福祉士の職域拡大	第3章2節
	3 福祉行政等における専門職	●福祉事務所の現業員、査察指導員、社会福祉主事、児童福祉司、身体障害者福祉司、知的障害者福祉司　等	第3章3節
	4 民間の施設・組織における専門職	●施設長、生活相談員、社会福祉協議会の職員、地域包括支援センターの職員、スクールソーシャルワーカー、医療ソーシャルワーカー　等	第3章4節
	5 諸外国の動向	●欧米諸国の動向 ●その他諸外国における動向	第3章5節
②ミクロ・メゾ・マクロレベルにおけるソーシャルワーク	1 ミクロ・メゾ・マクロレベルの対象	●ミクロ・メゾ・マクロレベルの意味 ●ミクロ・メゾ・マクロレベルの対象	第6章1節
	2 ミクロ・メゾ・マクロレベルにおけるソーシャルワーク	●ミクロ・メゾ・マクロレベルへの介入 ●ミクロ・メゾ・マクロレベルの連関性 ●ミクロ・メゾ・マクロレベルの支援の実際	第6章2節
③総合的かつ包括的な支援と多職種連携の意義と内容	1 ジェネラリストの視点に基づく総合的かつ包括的な支援の意義と内容	●多機関による包括的支援体制 ●フォーマル・インフォーマルな社会資源との協働体制 ●ソーシャルサポートネットワーキング	第7章2節 第7章3節 第7章4節
	2 ジェネラリストの視点に基づく多職種連携及びチームアプローチの意義と内容	●多職種連携及びチームアプローチの意義 ●機関・団体間の合意形成と相互関係 ●利用者、家族の参画	第7章5節 第7章6節 第7章7節

注）この対応表は、厚生労働省が発表したカリキュラムの内容が、本書のどの章・節で扱われているかを示しています。
　　全体にかかわる項目については、「本書との対応」欄には挙げていません。
　　「想定される教育内容の例」で挙げられていない重要項目については、独自の視点で盛り込んであります。目次や索引でご確認ください。

第1章 社会福祉を取り巻く諸問題

社会福祉士など「相談援助」の役割を担う社会福祉専門職による活動は、「ソーシャルワーク」と呼ばれている。このソーシャルワークの取組みは、いつの時代もその社会が抱える問題や、そうした問題を生み出す社会構造、制度環境などと密接にかかわってきた。本章では現在の日本においてソーシャルワーク専門職が留意しておくべき、さまざまな問題について学んでいく。

1

「社会問題」や「社会構造」とは何か、それらとソーシャルワークはどのようにかかわっているのか。また、近年の制度環境はどのようなもので、ソーシャルワークにどのような役割が期待されているのかについて考える。

2

社会福祉協議会や地域包括支援センターなどの機関で実践されている「フィールド・ソーシャルワーク」が、近年直面している諸課題について考える。

3

社会福祉運営管理の視点を必要としている「レジデンシャル・ソーシャルワーク」の実践が、近年直面している諸課題について考える。

1.「社会福祉を取り巻く諸問題」への視点

A. ソーシャルワーク専門職と「社会」

　現在のソーシャルワークの源流であると言われているのは、19 世紀のイギリスやアメリカにおいて発展した**慈善組織協会（COS）**による友愛訪問活動や、大学教授や学生が貧困地区に移り住みその地域の発展に尽力した**セツルメント運動**などである。

　こうしたソーシャルワークの源流と言われる実践が生まれた背景には、当時の欧米の社会状況があったことを理解しておかねばならない。産業革命による社会の発展の一方で、19 世紀のイギリスやアメリカでは深刻な経済格差が生じており、スラム地区の貧困や不衛生な生活環境が、社会問題化していた。さらに、こうした格差が固定化し、貧困が世代を超えて連鎖していくことも懸念されていた。このような社会状況に問題意識を抱いた人びとが、貧困に苦しむ人たちに対して単に食料などを配布するだけではなく、たとえば「**友愛訪問**」によって相手と友人のように心の通う関係を築き、その人が抱えている生活問題を把握してその解決にも心を砕いた。あるいは、スラムの住人が抱えるさまざまな問題を解決できる社会資源がなければ、自ら保育所や宿泊所、食堂や夜間学校などを開設し、生活の向上のために必要な支援を提供していた。ソーシャルワークは、こうした当時の社会課題を解決する実践として生まれてきた。

　時代はずっと下って現代、日本においては 1987（昭和 62）年に**社会福祉士及び介護福祉士法**が、1997（平成 9）年に**精神保健福祉士法**が成立し、ソーシャルワーク専門職の資格が誕生した。社会福祉士は高齢化する社会への対応を促進するため、精神保健福祉士は社会問題となっている精神障害者の長期入院を解決することを主眼に、それぞれ導入されたものである。その後、障害者福祉や地域福祉が進展し、発達障害のある人の就労支援が重視されるなどの流れの中で、両資格はその活動範囲を広げてきた。ソーシャルワークの源流である COS 運動やセツルメント運動は貧困問題の解決を目指し、いわば「最低限度の生活」を守ることに尽力した。それに対し、社会福祉士や精神保健福祉士は「最低限度の生活」というよりは、むしろ施設や病院で暮らす高齢者や障害者の「より良い豊かな生活を目指すこと」「**生活の質（QOL）**を高めること」に重点を置いて活動してきたと

いえよう。

　これらはごく一部の例にすぎないが、ソーシャルワーク実践のあり方を考えるうえでその時々の「社会問題」や「社会構造」「制度環境」などとの関係は、切っても切れないものである。

B.「社会問題」とソーシャルワーク

　2019（令和元）年末から世界中に広がった**新型コロナウイルス感染症（COVID-19）**の影響により、社会は激変している。感染拡大防止のために多くの病院や高齢者施設において、家族による面会もアクリル板ごしとなった。人と人とのつながりが以前にも増して作りにくくなり、「孤独」や「孤立」が問題となる中で、国は**「孤独・孤立対策担当大臣」**を設置するなど対応を強化した。そして多くの産業が打撃を受ける中で生活困窮相談が急増した。ある自治体の社会福祉協議会では、「生活福祉資金」の貸付相談窓口に、コロナ前の約300倍の相談が押し寄せたという報道もある[1]。

　さらに2022年2月以降のロシアによるウクライナへの軍事侵攻は、日本社会にも大きな影響を及ぼしている。ウクライナからの避難民の受け入れ態勢づくりはもちろんであるが、それだけではなく燃料や原材料価格の高騰などの影響を受けて、食品や日用品、電気代やガス代などの値上げが相次いでいる。こうした日々の生活に欠かせない品々やライフライン使用価格の値上げは、コロナ禍で急増した生活困窮世帯の暮らしを直撃し、また福祉事業者の経営という面でも無視できない影響を及ぼしている。このように2020（令和2）年以降、世界情勢の影響を受けて、さまざまな社会問題が新たに発生しているのが現状である。

　ところで、単に「問題」ではなく「社会問題」という場合、何がどのように違うのだろうか。ある問題が「社会問題化した」という時、その問題はその時初めて発生したのだろうか。そうではなく、おそらくほとんどの「問題」は「社会問題化」する前から、社会の中に存在していたはずである。たとえば、筆者がこの原稿を書いている直近の例でいえば、2022（令和4）年9月、真夏のような炎天下の中、こども園の通園バスに置き去りにされた園児が熱中症により亡くなってしまった事件が、マスコミによって大きく報道された。バスを運行していたこども園は激しい非難にさらされたが、同様の死亡案件は前年にも国内の別の場所で起きていた。さらに大事には至らなかったものの、園児がバス車内に残されたままスタッフが気づかずにバスを降りて施錠してしまっていたケースは各地で起きていたことが判明した。そして世界的にもこうした事例は少なくないことが多く

■■■■■■■■■■■■■■

8050 問題
80代の親（高齢者）と
50代の子（特に無職者
やひきこもり）が同居す
る家族が抱える問題のこ
と。親の年金が生活の原
資となっているため、親
亡き後の子どもの生活が
心配されている。中高年
のひきこもりが長期化す
る中で社会問題化してい
る。
➡ p.127　第7章1節C.
の側注についても参照。

ヤングケアラー
young carer
本来大人が行うべきであ
る介護やケアを日常的に
行っている18歳未満の
子どものこと。学業に専
念できないなど、同年代
の子どもたちが当たり前
に経験していることを経
験できないまま年齢を重
ね、将来の進学や就職に
も影響をきたしてしまう
ことが問題となっている。

こども家庭ソーシャルワ
ーカー
児童虐待事件の急増と深
刻化を受け、2024（令和
6）年4月に新たな認定
資格として創設されるこ
とになった。2年以上の
実務経験がある社会福祉
士または精神保健福祉士
と、4年以上の実務経験
がある保育士等が所定の
研修を修了することで認
定される。児童相談所で
働く児童福祉司の任用要
件として、児童福祉法に
位置づけられることが予
定されている。資格創設
に当たっては「独立した
国家資格とすべき」とい
う意見もあり、施行後2
年（2026年4月）をめ
どに改めて資格のあり方
を検討することになって
いる。なお、これと関連
する話題として2023（令
和5）年4月には内閣府
の外局として「こども家
庭庁」が発足した。

の人に認識されるようになった。この事件をきっかけに通園バスへの「置き去り防止装置」の設置を求める署名活動が行われ、その後まもなくして全国の保育園やこども園など約4万4,000台の送迎バスに、置き去り防止のための安全装置の設置が義務化されることになった[2]。

これらは、「園児のバス置き去り」というそれまでにも発生していた問題が、「社会問題化」した事例といえよう。「社会問題化」することで、その問題は多くの人の知るところになり、国や自治体が対策に乗り出したり、民間によるさまざまな創意工夫を凝らした試みが進んだりする。

こうした「社会問題」には、大きく分けて2種類あると考えられる。1つはある大きな事件に関する報道などをきっかけにして、急激に多くの人に問題意識が広がり、社会的な議論が活発になるケースである。ソーシャルワークの関連分野でも近年、孤独死や児童虐待、高齢者による運転事故、8050問題、介護離職、ヤングケアラーの存在などが、社会問題化してさまざまなメディアで報道されるようになった。

もう1つは大きな事件報道などがあったわけではないが、緩やかに社会全体の変化が進行する中で問題が生じ始め、専門家などが中心となって警鐘を鳴らすケースである。たとえば、現代の日本社会において社会福祉にかかわるものとしては、「人口減少と少子高齢化」や「労働市場の変化」「家族の変化」「格差の拡大」などの構造的な変化が挙げられる[3]。こうした変化の中から生じてくる社会問題としては、「貧困」や「失業」「偏見と差別」「社会的排除」「孤立」「依存症」「自殺」などがある[4]。

もちろん、2つの要素を併せもつ社会問題もある。むしろ、多くの社会問題は2つの要素が折り重なって生まれている。たとえば児童相談所における児童虐待の相談対応件数は1990（平成2）年の統計開始以降、2021（令和3）年に至るまで30年以上にわたって増え続けており（図1-1）、専門家は社会問題として警鐘を鳴らしてきた。しかし、より多くの人の耳目を集めたのは2018（平成30）年に東京都目黒区のアパートで起きた幼児の虐待死事件だろう。この事件以降、児童虐待に対応する児童相談所の人員配置や職員の専門性に関する議論が加速し、2022（令和4）年の児童福祉法改正により新たに「こども家庭ソーシャルワーカー」の資格創設が決まるなど、児童福祉をめぐる状況に大きな変化が生じるきっかけになった[5]。

このように、「社会問題」には2つの要素が含まれているが、ここで改めて考えてみたいことがある。多くの人が心を痛める悲しい事件の報道をきっかけに、児童虐待防止に関する議論が進むのはよいとしても、ではなぜ30年以上にもわたって児童虐待の相談件数は増え続けているのだろうか。

図1-1　児童相談所での児童虐待相談対応件数の推移

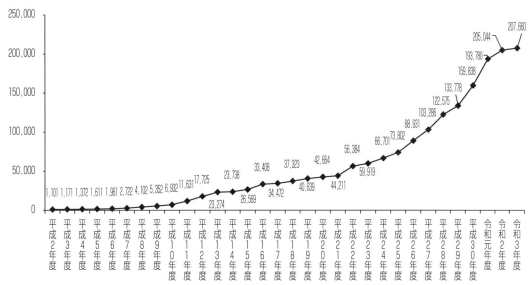

出典）厚生労働省ウェブサイト「令和3年度児童虐待相談対応件数」p.1.

　もちろん、多くの人が児童虐待について理解を深める中で、これまで潜在化していたものが「通報」によって表面化されるようになったという部分もあるかもしれない。しかし、これだけ長期にわたって増加し続けている問題は、単に「通報する人が増えたから」という理由だけでは説明しきれないのではないだろうか。そこには、児童虐待を発生しやすくしてしまっている社会の「構造」があると考えられはしないか。

C.「社会構造」とソーシャルワーク

　ソーシャルワーク専門職のグローバル定義には、「ソーシャルワークは、生活課題に取り組み**ウェルビーイング**を高めるよう、人々やさまざまな構造に働きかける」という一文がある。この「構造」には、国の法律、制度、文化、人びとの意識、あるいは法人組織や地域コミュニティなど、文字通りさまざまなレベルが考えられるが、やや抽象的でわかりにくいと感じる人も多いのではないだろうか。以下では1人のソーシャルワーカーの経験をもとに、「構造に働きかける」とはどういうことかを考えてみよう。

　「誰ひとり排除しない社会をつくる」という理念を掲げてNPO法人Social Change Agencyを設立した横山北斗は、医療ソーシャルワーカーとしての勤務時、路上で倒れて救急車で運ばれてきた複数の患者から、次のようなエピソードを繰り返し聞いた。それは、「急に会社をリストラさ

ウェルビーイング
well-being
「身体的・精神的・社会的に良好な状態にある」ことを指す言葉。日本語では「健康」「幸福」「福祉」などと訳される。社会的な側面も含めて、健康で満たされた状態にあることを指す言葉である。

れた」「頑張って仕事を探したがなかなか見つからない」「貯金が尽きて家賃を払えなくなった」「助けてくれる家族も友人もおらず、ネットカフェやサウナで生活している」というものだった。さらに、「退職後、保険料を払えないので企業の健康保険から国民健康保険への切り替えを行わなかった。そのため保険証が手元になく、医療費を10割負担で払わないといけないと聞いたので、病院を受診しなかった」というところまで同じであった。その後も横山は、「突然のリストラ」「希薄な人間関係」「安心して生活できる住環境の欠如」といった話を、やはり救急搬送されてきた患者から度々聞いた[6]。

　複数の患者から、同じようなエピソードを繰り返し聞くというのは、どういうことだろうか。ここで横山は、この国の社会には構造的に前述のような人を生み出してしまう状況があると考えている。そして救急搬送後の患者への支援はあくまで対症療法であり、より根本的な問題解決には、個人の問題を生み出している社会構造を変えていく必要があると思い至った。そして、**マクロ・ソーシャルワーク**に焦点を当てた実践や研修を行う団体を立ち上げた[6]。

　以上のエピソードから見えてくるのは、個人が抱える問題の背後には、多くの場合、社会「構造」上の問題が隠されているということである。「仕事を辞めた後、お金がないため保険料を支払えず、国民健康保険への切り替えを行わなかった。保険証がなく医療費を10割負担しなければならないと考えて病院を受診しなかった」という語りが複数の人から度々現れる社会構造、結果として路上で倒れて救急搬送される人が相次ぐ社会構造を変えていくために、どのようなことができるのか。こうした問題に取り組んでいくことも、ソーシャルワーカーに求められる役割である。

　ソーシャルワーク実践においては、利用者の置かれた生活状況や価値観を理解することが非常に重要であり、この一人ひとりの利用者の背後には、ここまで述べてきたような「社会問題」や「社会構造」が存在しているということを常に意識しておくことが重要である。その意味で現在の社会が抱えている「社会問題」や、そうした社会問題の背景にある「社会構造」を十分に理解して、各自が日々担う仕事に取り組む必要がある。

マクロ・ソーシャルワーク
国家や法制度、政策など社会の広範囲に働きかけるソーシャルワーク実践のこと。これに対し、利用者や家族などを対象とする個別援助を「ミクロ・ソーシャルワーク」、組織や地域レベルの援助を「メゾ・ソーシャルワーク」と呼ぶ。

D. 日本のソーシャルワークを取り巻く制度環境

　さらに、ソーシャルワーク専門職の仕事には、国や自治体が定める法律や事業などの「制度環境」も大きく影響している。

　2018（平成30）年3月、社会福祉分野にかかわる国の専門委員会が「ソ

ーシャルワーク専門職である社会福祉士に求められる役割等について」という報告書を提出した。ここでは「子ども・高齢者・障害者など全ての人々が地域、暮らし、生きがいを共に創り、高め合うことができる『地域共生社会』の実現を目指しており、社会福祉士には、ソーシャルワークの機能を発揮し、制度横断的な課題への対応や必要な社会資源の開発といった役割を担うことができる実践能力を身につけることが求められている」[7]と述べられた。「**地域共生社会**」の実現のために、ソーシャルワーク機能が重要な役割を果たすことが指摘されたのである。

地域共生社会の考え方は簡単にいえば、年齢や属性、障害の有無などにかかわらず、すべての人が社会から孤立することなく、活躍できる場所が用意され、役割をもち、生きがいを感じて暮らせるような地域社会を皆で協力して作るというものである。これは、現在の日本の社会福祉を語るうえで欠かせないキーワードにもなっている。この地域共生社会を実現するために、「①複合化・複雑化した課題を受け止める多機関の協働による包括的な相談支援体制」と、「②地域住民等が主体的に地域課題を把握して解決を試みる体制」の構築が求められる[7]。こうした体制の構築を推進するに当たって、「相談」や「連携および調整」などの役割を担う社会福祉士による、ソーシャルワーク機能の発揮が期待されるのである。「地域共生社会の実現」という国が進める方向に、ソーシャルワークの役割が適合した例である。

具体的な制度環境の整備も進められている。2020（令和2）年の社会福祉法改正により創設された**重層的支援体制整備事業**では、「属性を問わない相談支援」「参加支援」「地域づくりに向けた支援」という3つの支援を一体的に実施することで、地域共生社会の実現に向けた具体的な取組みを進めることが、基礎自治体である市町村に期待されている。さらに、この重層的支援体制整備事業については参議院の附帯決議において「同事業を実施するに当たっては、社会福祉士や精神保健福祉士が活用されるよう努めること」との文言が入り[8]、今後この事業を実施する市町村においてソーシャルワーク専門職の配置が見込まれている。

このほか近年のさまざまな制度改正は、ソーシャルワーカーの職域拡大を後押ししている。こうした改正が行われる背景には、ソーシャルワーカーのもつ専門性が必要とされる社会状況があり、それぞれの現場においてソーシャルワーカーのどのような役割が期待されているのか、十分に理解しておく必要がある。

まず、2005（平成17）年の介護保険法改正により設置された**地域包括支援センター**は、「社会福祉士」を必置資格とした初めての機関である。

地域共生社会
制度・分野ごとの「縦割り」や「支え手」「受け手」という関係を超えて、地域住民や地域の多様な主体が参画し、人と人、人と資源が世代や分野を超えてつながることで、住民一人ひとりの暮らしと生きがい、地域をともに創っていく社会のこと。2016（平成28）年の「ニッポン一億総活躍プラン」で示された考え方で、国はその後「『わが事・丸ごと』地域共生社会実現本部」を立ち上げて、縦割りの福祉制度の改革を進めてきた。

重層的支援体制整備事業
2020年の社会福祉法改正で106条の4に規定された。市町村全体の支援機関・地域の関係者がどんな相談も断らず受け止め、つながり続ける支援体制を構築することをコンセプトに、「包括的支援事業」「参加支援事業」「地域づくり事業」の3つの支援を一体的に実施することを必須としている。このほか、「アウトリーチ等を通じた継続的支援事業」「多機関協働事業」も規定されている。

地域包括支援センター
2005年の介護保険法改正により設置された、高齢者の生活や介護に関する総合相談窓口。地域の高齢者の総合相談、権利擁護や地域の支援体制づくり、介護予防の必要な援助などを行い、高齢者の保健医療の向上および福祉の増進を包括的に支援することを目的としている。実施主体は市町村で、社会福祉法人や医療法人等に運営を委託することができる。原則として保健師、社会福祉士、主任介護支援専門員の3職種が配置されている。

地域生活定着支援センター
2009 年に厚生労働省の補助事業として始められた「地域生活定着支援事業（その後、地域生活定着促進事業と改名）」に基づいて、全国 47 都道府県に設置が進められた。高齢または障害により、福祉的支援を必要とする刑務所出所者等に対して、法務省が管轄する保護観察所と連携しながら社会復帰と地域生活への定着を支援している。2021（令和 3）年度からは、刑事司法手続の入口段階にある被疑者・被告人等で高齢または障害により自立した生活が困難な人に対する支援も開始された。

福祉専門官
刑務所から出所する高齢者や障害者の社会復帰を支援するために 2014 年度から刑務所に配置されているソーシャルワークの専門職種。それまで刑務所に勤務するソーシャルワーカーは週 3 日程度の非常勤であったが、福祉専門官は週 5 日の常勤職種である。採用条件は「社会福祉士又は精神保健福祉士の資格を持ち、福祉施設、社会福祉協議会、福祉事務所、医療機関、行政機関等での福祉的業務の経験がおおむね 5 年以上ある人」となっている。

地域包括支援センターは 2021（令和 3）年 4 月末現在で 5,351 ヵ所あり[9]、一部の過疎地域などを除いて、基本的にすべての地域包括支援センターに社会福祉士が配置されている。これは地域包括支援センターが担う「総合相談」と、高齢者虐待などへの対応を行う「権利擁護」の役割を遂行するうえで、特に社会福祉士が持つ専門性に期待がかかっているためである。

2009（平成 21）年以降、都道府県単位で設置が進められた**地域生活定着支援センター**においても、社会福祉士または精神保健福祉士の有資格者の配置が進められている。地域生活定着支援センターは、刑務所を出所した高齢者や障害者が社会になじめず、繰り返し罪を犯して刑務所に戻ってきてしまうという、いわゆる「累犯者」の問題に対処するため、2008（平成 20）年の「犯罪に強い社会の実現のための行動計画 2008」ですべての都道府県に設置することが決議された機関である。社会福祉士または精神保健福祉士には、刑務所を出所した高齢者や障害者がただちに福祉サービスにつながることにより生活の安定を図り、再犯を防げるように関係各所との連携を図ることが期待されている。司法福祉の分野では 2014（平成 26）年にも法務省が刑務所などの矯正施設に社会福祉士または精神保健福祉士の資格を持つ「**福祉専門官**」の設置を図り、高齢受刑者や障害のある受刑者の増加に伴い、福祉的支援の必要性が高まっている。

さらに 2014 年の診療報酬では**回復期リハビリテーション病棟**において退院調整に関する経験を 3 年以上有する専従の社会福祉士を配置することが「体制強化加算」の要件となり、医療機関へのソーシャルワーカーの配置が制度上進められている。

以上のように「地域共生社会」をめぐる動向をはじめとして、高齢者分野、司法分野、医療分野などの制度改正によりソーシャルワーカーの活躍の場が広がりつつある。このような制度の改正が行われた社会背景と、ソーシャルワーカーに求められている役割を改めて理解しておく必要がある。

本節では「社会福祉を取り巻く諸問題への視点」として、「社会との関係」「社会問題」「社会構造」「制度環境」という 4 つの面から、ソーシャルワークの実践との関連性について述べてきた。以下では現在の日本社会においてソーシャルワーク専門職がかかわる問題のいくつかをより具体的に見ていくこととする。ソーシャルワーカーの活動場所は多岐にわたるうえ、日々新しい問題が生まれるため、すべての問題に触れることは不可能に近いが、ここでは「フィールド・ソーシャルワーク」と「レジデンシャル・ソーシャルワーク」という 2 つの視点を提示する。これにより多くのソーシャルワーカーが参照できるよう試みたい。

「フィールド・ソーシャルワーク」は、社会福祉協議会や地域包括支援センターなどの実践に代表されるように、主に地域の中で行われるソーシャルワーク実践である。そこではアウトリーチのような訪問型の支援や、地域住民による福祉活動を支援するコミュニティワークの技術が重要な位置を占めている。

一方、「レジデンシャル・ソーシャルワーク」とは、入所施設や通所サービス事業所における生活相談員などのように、主に社会福祉施設の中で相談業務をはじめとするソーシャルワーク実践を担い、施設の管理運営などにも携わる営みである。**ソーシャル・アドミニストレーション（社会福祉運営管理）** の視点が重要となる点などは、フィールド・ソーシャルワークとはやや異なる部分でもある。

2. フィールド・ソーシャルワークを取り巻く諸問題

現在のフィールド・ソーシャルワークを取り巻く問題として、ここでは「貧困、生活困窮」「社会的孤立」「社会的排除」「養護者等による虐待」「過疎化」「災害への備え」の6つを取り上げる。

A. 貧困、生活困窮

近年、日本社会の中で「貧困」という言葉を聞くことが多くなった。高度経済成長期を経て、国全体が豊かになったと思われてきた日本で、世代を問わず日々の生活に窮迫する人が増えている。その構造的な背景としては、資本主義社会における格差の拡大や、**労働者派遣法** の改正等による非正規雇用の増加、離婚率の上昇に伴うひとり親家庭の増加などが挙げられる。

特にひとり親家庭の中でも母子世帯の貧困率は高く、2011（平成23）年からのここ10年ほど母子世帯全体の40～50%前後で推移している(10)。また、ひとり親家庭に限らず経済的に厳しい状況の中で育つ子どもの存在が明らかになってきたことから、「**子どもの貧困**」は大きな社会問題となり、2013（平成25）年に **子どもの貧困対策法** が成立、それを受けて **子供の貧困対策に関する大綱** が策定されるなど、対策が急がれている。

「**女性の貧困**」も深刻な課題である。これまでの日本の社会的慣習から男女間の賃金格差が残っていることや、女性にパートや契約社員など非正

フィールド・ソーシャルワーク
field social work

レジデンシャル・ソーシャルワーク
residential social work
児童養護施設、障害者支援施設、特別養護老人ホームなど入所系施設で展開されるソーシャルワークの総称。「施設ソーシャルワーク」と呼ばれることもある。「レジデンシャル」とは「住宅の」「居住の」という意味である。

ソーシャル・アドミニストレーション
social administration
広義では「国や地方自治体などの行政が行う社会福祉の政策運営」も含む。狭義では「福祉施設の運営管理を円滑に行うこと」を指し、ソーシャルワークの間接援助技術の1つに位置づけられる。

労働者派遣法
正式名称は「労働者派遣事業の適正な運営の確保及び派遣労働者の保護等に関する法律」。

子どもの貧困対策法
正式名称は「子どもの貧困対策の推進に関する法律」。

子供の貧困対策に関する大綱
「子どもの貧困対策法」に基づいて、具体的な施策の方針や実施状況の測定方法について記載したもの。5年ごとに見直しを図ることとされ、2014（平成26）年に最初の大綱を公表し、2019（令和元）年に新たな大綱が閣議決定された。

規雇用労働者の割合が多いことなどが原因として挙げられる。全年齢層で女性の貧困率は男性より高いが、特に上に挙げた母子家庭と、単身高齢女性の貧困が深刻であり、そこには制度面と人びとの意識の面での課題があることが指摘されている[11]。たとえば、単身高齢女性の半数近くは貧困状態にあるが、そこには年金制度の建付けの問題などがある[12]。

　このような貧困や格差の拡大が人びとに認識されるようになってきた中で、2019（令和元）年末からの新型コロナウイルス感染症の拡大は、さらに多くの人の生活を直撃した。社会福祉協議会が実施している**生活福祉資金の特例貸付**の決定件数は 2 年間で約 318 万件、金額にして約 1 兆 3,700 億円となり、リーマンショック後の 2009（平成 21）年からの 2 年間で貸付が行われた金額の約 28 倍にものぼった[13]。

　貧困状態にある人は、経済的な制約から社会との関係が希薄になりやすい。そうして孤立を深めた結果、生きる希望も見出せなくなってしまう。「貧困」や「生活困窮」への対応は、現代日本のソーシャルワークが取り組まなければならない大きな課題の 1 つである。

生活福祉資金の特例貸付
新型コロナウイルス感染症の拡大により休業や失業等が相次いだことから、社会福祉協議会が実施している「生活福祉資金貸付事業」について、貸付要件を大幅に緩和した「特例貸付」が 2020（令和 2）年 4 月 1 日から 2022（令和 4）年 9 月 30 日まで実施された。緊急かつ一時的な資金の貸付を迅速に行う「緊急小口資金」と、生活の立て直しまでの期間（原則 3 ヵ月以内）の生活費を貸し付ける「総合支援資金」の 2 種類があった。

B. 社会的孤立

　「社会的孤立」とは、客観的な基準から見て人とのかかわりが極端に少ない状態を指す。よく似た言葉に「孤独」があるが、孤独はその人が感じる主観的な感覚であるため、社会的に孤立していなくても本人が孤独を感じることはあるし、逆に本人が孤独を感じていなくても、周囲から見て「社会的孤立」の基準に当てはまる人はいる。

　日本社会は世帯の小規模化が進んでいる（**図 1-2**）。その最も大きな要因は単身世帯が増えていることである。そして、人びとの人間関係を形作り支えてきた血縁、地縁、社縁などの関係は弱まり、困った時に誰も頼れる人がいないと感じる人が増えている[14]。このような状況から「**無縁社会**」という言葉も生まれた[15]。

　社会的孤立は、本人がそれほど問題であると感じていなかったとしても、対処すべき課題であると社会福祉関係者からは捉えられている。それは、社会的孤立と、健康状態や経済状態など他の指標や、さまざまな社会福祉課題との関連が指摘されているからである。たとえば、社会的に孤立している人ほど健康状態が良くなかったり、経済的に厳しかったりする傾向にあることが知られている[16]。さらに、社会的孤立は誰にも気づかれないまま亡くなってしまう孤立死や、自殺などの間接要因にもなる。このほか、「孤立の病」とも言われるさまざまな**依存症**のリスクを高めてしまうこと

図1-2　世帯数と平均世帯人員の年次推移

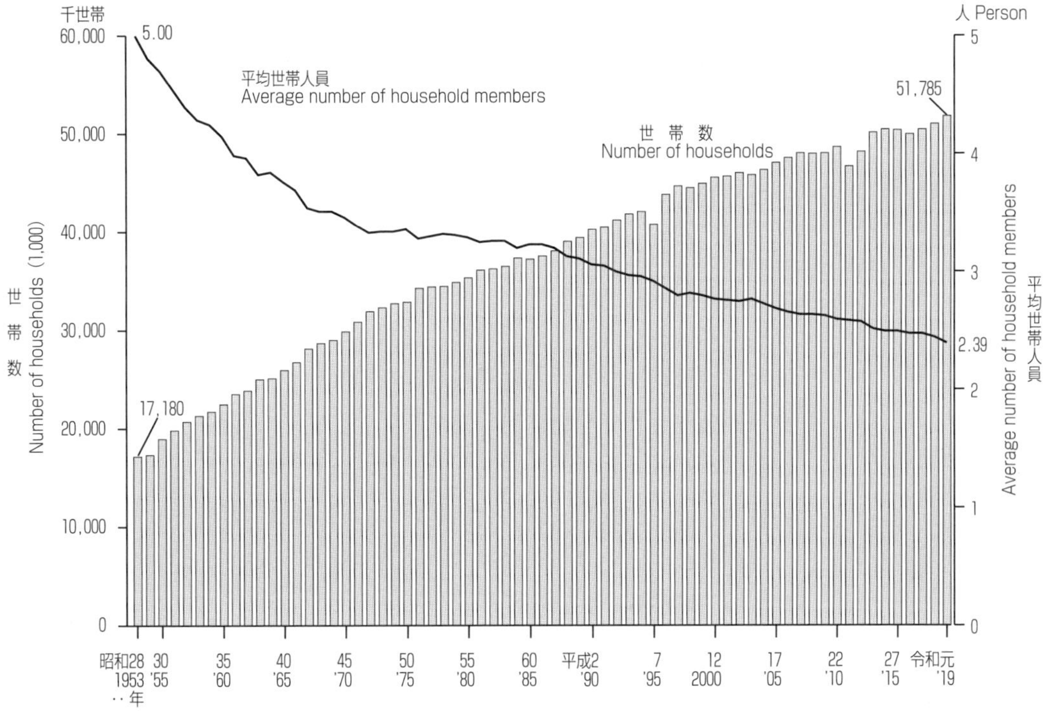

出典）厚生労働省ウェブサイト「令和3年　国民生活基礎調査（令和元年）の結果からグラフで見る世帯の状況」p.5.

もある。

　近年では社会的孤立との関連で、**8050問題**や、**ヤングケアラー**の存在も指摘されるようになった。ひとり暮らしではなくても、家族まるごと社会から孤立してしまい、周囲に気づかれないまま長い時間を経過した結果、さらに厳しい状況に追い込まれてしまうケースもある。このような家庭の情報を得た時には、すぐには問題の解決に至ることが難しいことが多い。しかしながら、ソーシャルワーカーなど地域の支援者がアウトリーチによる積極的訪問を続けて信頼関係の構築を図り、「つながり続ける支援（**伴走型支援**）」を心がけることが重要である。

C. 社会的排除

　「貧困」や「社会的孤立」と関連させて語られる言葉に、「社会的排除」がある。「**社会的排除（ソーシャル・エクスクルージョン）**」は、広くすべての人に開かれているはずの社会の活動に何らかの理由で参加することができず、さまざまな場面で不利な状況に陥ってしまうことを指す。社会福

伴走型支援
「課題を解決すること」を目的にするのではなく、「つながり続けること」を目的とした支援アプローチのこと。当事者が抱える問題をすぐには解決できなくても、支援者がつながり続けることで、当事者が社会的に孤立することを防止できる。

社会的排除（ソーシャル・エクスクルージョン）
social exclusion

11

祉学者の岩田正美によれば、「貧困」が生活に必要なモノやサービスなど経済面での不足を表現する言葉であるのに対し、「社会的排除」は「関係」の不足を表現する言葉である。その核にあるのは仕事や住宅を失うなどして物理的にその場にいられなくなる「空間的な排除」と、本来利用できるはずの社会制度にアクセスできなくなる「制度からの排除」である(17)。

こうした「排除」は連続的・複合的に発生する傾向にある。たとえば、失業後に仕事が見つからなくなる「労働市場からの排除」、その結果家賃が支払えなくなることによる「住まいからの排除」、安定した住まいを失うことによる「地域からの排除」、仕事や住宅を失うことでそれまでの人間関係も疎遠になる「人間関係からの排除」、医療保険から漏れてしまい健康問題が生じても病院から遠ざかってしまう「医療からの排除」、住所がないなどの理由で社会保障給付の手続きができない「社会保障制度からの排除」につながる、といった具合である。社会学者の石田光規は、近年「無縁社会」という言説が生まれた背景には、実はこうした「社会的排除」の問題があることを指摘している(14)。

社会的排除の問題は、社会のさまざまな場面で発生している。かつては建物や公共交通機関のバリアフリー環境が十分ではなく、身体に障害のある人がさまざまな場所への参加を制限されてしまっていたし、近年では学校に通うことを希望する医療的ケアを要する児童が、医療スタッフの不在等を理由に入学を断られる「普通教育からの排除」も問題になっている。

また、社会的排除は結果として犯罪の温床にもなっているという指摘がある。労働市場からも地域からも排除され、社会の中に居場所を見出せない高齢者や障害者が、万引きなどの軽犯罪を繰り返して、何度も刑務所に戻ってしまうケースが知られている。こうした人たちは「**累犯障害者**」などと呼ばれ、再犯を防止するためには刑罰よりも福祉的な支援が必要であることが認識されるようになり、刑務所や地域生活定着支援センターへのソーシャルワーカーの配置が進んでいる。

日本社会は現在、すべての人に安心できる居場所と、各自の能力に応じた役割が提供される「地域共生社会」を目指しているが、そのために重要なのは社会的排除の対概念ともいえる「**社会的包摂（ソーシャル・インクルージョン）**」の視点である。社会的排除を経験した人の中には、それまでの経験から他人を信じられなかったり、誰かと安定した人間関係を築くことが苦手だったりする人も多い。そうした人たちを社会から排除するのではなく、地域の中に包摂していくためには、ソーシャルワーカーの信頼関係の形成技術や、そこから地域の人間関係につないでいくコーディネーションの技術が求められている。

累犯障害者
知的障害や精神障害等により、犯罪を繰り返し起こしてしまう人のこと。出所後の福祉との連携による社会復帰と、地域への定着支援が求められる。ジャーナリストの山本譲司による同名のルポルタージュ作品によりその存在が広く知られるようになった。

社会的包摂（ソーシャル・インクルージョン）
social inclusion
1980年代以降の欧米諸国で問題となっていた「社会的排除」への対策を意味する概念として生まれた言葉。日本国内では2000（平成12）年の「社会的な援護を要する人々に対する社会福祉のあり方に関する検討会報告書」において、初めて公式に用いられた。同報告書では、「すべての人びとを孤独や孤立、排除や摩擦から援護し、健康で文化的な生活の実現につなげるよう、社会の構成員として包み支え合う」ことと説明している。

D. 養護者等による虐待

近年の地域社会における問題の1つとして、「**養護者等による虐待**」が挙げられる。児童虐待、高齢者虐待、障害者虐待のいずれも、養護者（家族、親族、同居人等）による虐待の相談・通報件数は調査開始以降、増加傾向にあり、2020（令和2）年度には最多を更新した[18][19][20]。

また、特に障害者の地域生活においては養護者による虐待だけではなく、就業先、いわゆる「**使用者による虐待**」も、一時期に比べれば減少してはいるものの、依然としてさまざまな職場で発生し、問題となっている。

地域の中で活動するソーシャルワーカーは、虐待が深刻化する前に危うい兆候があれば早期発見・介入できるよう、地域住民との見守りネットワークを形成して密に情報共有を行える体制、さらには危険な兆候を発見した時には他機関とも連携して迅速・着実に介入できる体制を構築する必要がある。また、そもそも虐待が起こることを未然に防ぐためには、虐待を行ってしまう加害者の置かれている状況を理解し、虐待に至らないで済むような働きかけを行うことも重要である。そのためには、保護者や介護者が社会から孤立して追い詰められないように、子育てサロンや介護者支援のメニューを充実させたり、障害のある人を雇用する使用者に障害特性について理解するための研修を行ったりするなど、「虐待防止」の観点からさまざまな社会資源の企画・開発を行うことも、ソーシャルワーカーに求められる役割の1つである。

E. 過疎化

都市への人口集中と、それに伴う地方の過疎化は、先進国共通の課題である。日本では過疎対策として1970（昭和45）年以来、五次にわたり時限立法による過疎対策の法律を制定して対策を進めてきた。2021（令和3）年4月からは「**過疎法**」が施行され、人口減少地域における人材の確保や雇用の拡充などを図っている。2014（平成26）年からは地方創生担当大臣を置くなどして、東京一極集中の是正を図ろうとしているが、実際には東京への転入超過が続いている。そして2022（令和4）年には、全国の自治体の半数超が、過疎法による「過疎地域」の指定を受けるに至った。

現在、地域によっては採算の取れなくなったバス路線が廃止などになり、いわゆる**買い物難民**が生じてしまい、こうした人たちの日常生活をどのように支えるかが課題になっている。また、高齢化の進展により自治会や町内会などの地縁組織も解散の危機に瀕しており、地域共同体としての機能

過疎法
正式名称は「過疎地域の持続的発展の支援に関する特別措置法」。

が脆弱化している。その結果、こうした組織が果たしてきた高齢者の見守り支援なども担い手の確保が課題となっている。

　高齢化と過疎化が進む地域は、農業などの第一次産業が主要産業となってきた地域が多く、耕作放棄地の増加も問題となっている。これに対し、近年では障害者や刑務所出所者等が耕作放棄地を活用して農業に従事する**農福連携**と呼ばれる取組みが注目を集めている。

F. 災害への対応

　1995（平成7）年の阪神淡路大震災、2011（平成23）年の東日本大震災に代表されるように、日本は地震大国として知られてきた。近年では豪雨災害や土砂災害も頻発するようになった。2019（令和元）年の台風19号（令和元年東日本台風）では、各地に大きな被害が出たうえ、死者数は100人を超えて平成以降の台風で最多となった。

　こうした中、2021（令和3）年に**災害対策基本法**が改正され、高齢者や障害者など自力では避難が難しい恐れがある人について、**個別避難計画**を策定することが市町村の努力義務となった。このような個別の避難計画作成を行うことは**災害ケースマネジメント**と呼ばれ、地域の介護支援専門員や相談支援専門員と協力して、進めることが期待されている。しかし、2022（令和4）年6月現在、個別避難計画の策定率は10%程度にとどまっており[21]、今後実効性のある個別避難計画をどのように策定していくかが課題である。ソーシャルワーカーには、いざという時の災害を見据えて、平時からさまざまな福祉関係者や地域住民の協働体制を築き上げるなどの「災害ソーシャルワーク」の活動が求められる。

3.レジデンシャル・ソーシャルワークを取り巻く諸問題

　レジデンシャル・ソーシャルワークを取り巻く問題として、ここでは「人材確保、離職防止」「職員による虐待の防止」「災害への備え」「地域公益事業」の4つを取り上げる。

A. 人材確保、離職防止

　介護等の社会福祉の現場は、慢性的な人手不足に直面している。厚生労働省が2021（令和3）年7月に公表した「第8期介護保険事業計画に基づく介護職員の必要数について」によれば、2019（令和元）年度に介護職員が全国で約211万人いたのに対し、今後の介護職員の必要数は2025年度に約243万人（＋約32万人）、2040年度に約280万人（＋約69万人）であると推計されている[22]。これは介護保険の事業所に必要となる介護職員数を推計したものなので、障害福祉サービス事業所も加えればさらに多くの介護職員が必要になる可能性がある。少子化による人口減少に歯止めがかからない中で、これだけの数の介護職員を確保しなければならない。

　しかも近年では、「人手不足」は何も介護等の社会福祉の現場に限った話ではないことが指摘されている。結城康博は、2016（平成28）年以降、全産業の平均有効求人倍率が1.0を超えることが多くなっていることから、今後介護現場が「全産業間での人材獲得競争」に直面する可能性を指摘している[23]。社会福祉施設において人材不足は、入所者・利用者の「生活の質（QOL）」の低下に直結する。施設運営を安定的なものとし、入所者・利用者の生活を守るためには、人材の確保と、離職防止のための方策が欠かせない。

　介護の仕事は、その職務の大変さに比して「低賃金」であることが長年問題になっている。国にこの点の改善を働きかけていることはもちろん継続して重要なことであるが、実は問題はそれだけではなく、むしろ「休日を取りにくい」であったり、さまざまなハラスメントが改善されなかったりといった労働環境の問題が、介護職員の離職の原因になっている部分も大きい[23]。こうした労働環境の問題は、ソーシャル・アドミニストレーション（社会福祉運営管理）を適切に実施することで、改善が図れるはずである。なお、介護現場だけでなく児童福祉施設においても離職率の高さは問題となっており[24]、人材の確保・定着は社会福祉施設全体の課題であるといえる。

　社会福祉施設で働くソーシャルワーカーには、ソーシャル・アドミニストレーションの視点を導入して、施設における職場環境の改善に当たることが求められる。

B. 職員による虐待の防止

　家庭における養護者等による虐待と同様、養介護施設従事者による虐待

も毎年増加傾向にある。高齢者施設における虐待判断件数は、2020（令和2）年度は前年よりも微減したものの、全国で600件近くと依然として多数発生しており[19]、同年における障害者施設での虐待判断件数は過去最多となっている[20]。

　職員による虐待の結果、利用者が亡くなってしまう深刻な事件も毎年ニュースで取り沙汰される。また、兵庫県の精神病院や神奈川県の障害者施設などでは、複数の職員がこうした虐待や不適切なケアにかかわっていたことが明らかになり、虐待を行ってしまった職員個人の資質の問題ではなく、組織的な問題であることが指摘された[25][26]。病院や社会福祉施設においては、一定の要件を満たしている場合に限って一時的な「**身体拘束**」が認められているが、こうした要件を十分に吟味しないまま安易に、しかも長期間にわたって身体拘束の実施を行っている例も見られ、深刻な虐待や人権侵害につながってしまっている。

　こうした虐待事件の発生を防ぎ、入居者・利用者の尊厳を守ることは、施設運営における最優先課題の1つである。職員への研修の実施や、虐待が起こりにくい組織風土・職場環境の醸成に努めることも、レジデンシャル・ソーシャルワークにおける重要な課題である。

C. 災害への備え

　「2.フィールド・ソーシャルワークを取り巻く諸問題」のところでも述べたが、毎年のように発生する災害は社会福祉施設にも大きな影響を及ぼしている。2019（令和元）年末以降、新型コロナウイルス感染症（COVID-19）の感染拡大防止のため世界中の社会福祉施設・事業所が対応に追われたことなどは、その最たるものである。新型コロナウイルスに限らず、季節性インフルエンザやノロウイルスなど、各種感染症への対策は、以前から各施設において感染症マニュアル等を作成して対応に当たってきた。

　地震や水害、土砂災害などにも、**ハザードマップ**などを利用して各施設が所在する地域の特性をよく把握した上で日頃から備えておく必要がある。2016（平成28）年には台風による豪雨災害の後、岩手県岩泉町のグループホームが土砂災害に巻き込まれ、入居者9人全員が亡くなってしまうという事故が起き、「避難が適切ではなかった」として施設側が入居者の遺族から訴えられる事態に発展した[27]。一方、2019（令和元）年の台風19号（令和元年東日本台風）の影響で水没した埼玉県川越市の特別養護老人ホームでは、約2時間の間に入居者120人を隣接する3階建ての棟に避難させ、全員が無事であった。この施設では年1回の避難訓練を実施してお

身体拘束禁止規定
介護保険指定基準には「身体拘束禁止規定」があり、「当該入所者（利用者）又は他の入所者（利用者）等の生命又は身体を保護するため緊急やむを得ない場合を除き、身体的拘束その他入所者（利用者）の行動を制限する行為を行ってはならない」と規定されている。上記の「緊急やむを得ない場合」のみ、「切迫性」「非代替性」「一時性」の3つの要件をすべて満たす場合に限って、身体拘束の実施が認められる。3つの要件を満たすかどうかについては「身体拘束廃止委員会」等のチームで検討のうえ、実施した場合にはその態様および時間、入所者（利用者）の心身の状況、緊急やむを得ない理由を記録して2年間保存することとされている。

ハザードマップ
hazard map
自然災害による被害の軽減や防災対策に使用する目的で、被災想定区域や避難場所・避難経路などの防災関係施設の位置などを表示した地図のこと。「被害予測図」「被害想定図」などとも呼ばれ、地震や水害など災害の種類ごとに作成される。

り、職員が避難誘導の手順を十分に把握していたことが、スムーズな「全員無事避難」につながったと指摘されている[28]。

　このように、日頃から職員全員が災害への認識を高め、十分な訓練と備えを行っていくことで、災害による人的被害を最小限に防ぐことが可能である。自然災害はいつ、どのようなタイミングで発生するかわからない。災害時避難マニュアルの作成や、避難訓練の実施等を軽視することなく、社会福祉施設の運営管理において、「災害ソーシャルワーク」の視点を決して忘れないようにしたい。

D. 地域公益事業

　2016（平成28）年の社会福祉法改正により、社会福祉法人は余剰資産を活用して**「地域における公益的な取組」**を実施することが責務とされた。この「地域における公益的な取組」を実施するに当たっては、その法人が所在する地域住民が抱える多様な福祉ニーズを適切に把握したうえで、日常生活または社会生活上の支援を必要とする人たちを対象に、無料または低額料金で社会福祉サービスを提供することが求められている。その実践例としては、たとえば地域における「ふれあい食堂の開設」や「生活困窮者の自立支援」「認知症改善塾の実施」「地域住民との協働による見守り支援ネットワーク活動」などが挙げられ、各法人や施設が積み重ねてきた福祉支援のノウハウを活用することが推奨されている[29]。

　このため、社会福祉法人が運営する福祉施設等で勤務するソーシャルワーカーは、自分たちの施設や法人が所在する地域で起こっている問題にアンテナを張り、地域の関係者と協力してそれらの問題の解決に役立つ事業を企画・実施する姿勢が求められている。こうした事業の企画・実施のためには施設職員の理解と協力を得ることも欠かせない。施設運営という本来の業務に支障をきたさないよう、「地域における公益的な取組」にも人材を投入できるようにする適切な人材マネジメントや、地域が抱える問題と自分たちの施設・法人が持つ強みを把握するアセスメント力、地域の関係者との協働体制を作り上げるコーディネーション能力が、レジデンシャル・ソーシャルワークの営みには求められている。

　以上、本章では「社会問題」や「社会構造」とソーシャルワークの関係、近年のソーシャルワークを取り巻く制度環境を確認したうえで、「フィールド・ソーシャルワーク」および「レジデンシャル・ソーシャルワーク」という2つの視点からいくつかの福祉課題を概観してきた。地域の中で、

あるいは社会福祉施設に勤務する中で、このような課題に直面した時に、ソーシャルワーカーとして何ができるのか。また、そうした問題と向き合い解決を図っていくためにはどのような知識や技術、態度、感性などを身につける必要があるのか。第2章以降のさまざまなトピックに触れながら、さらに考えを深めることが大切である。

注)

ネット検索によるデータ取得日は，いずれも 2022 年 10 月 15 日.

(1) 福祉新聞「大阪市中央区社協の取り組み」2020 年 9 月 21 日.
(2) NHK NEWS ウェブサイト「政府　送迎バスに安全装置の設置義務づけ　置き去り防止で」2022 年 10 月 12 日.
(3) 長岩嘉文「現代社会における社会福祉の意義」福田幸夫・長岩嘉文編『社会福祉の原理と政策』新・社会福祉士シリーズ 4，弘文堂，2021，pp. 1–20.
(4) 東康祐「現代社会における社会問題と社会構造」福田幸夫・長岩嘉文編『社会福祉の原理と政策』新・社会福祉士シリーズ 4，弘文堂，2021，pp. 59–78.
(5) 厚生労働省ウェブサイト「子ども家庭福祉分野の資格について（案）」.
(6) 田村健児撮影／岡本実希取材・文／三田村さやか編「当事者の声から社会を変革する―誰ひとり、社会から排除させない社会をつくる Social Change Agency 横山北斗さんの挑戦」株式会社 LITALICO キャリアウェブサイト，2019 年 7 月 9 日.
(7) 社会保障審議会福祉部会福祉人材確保専門委員会「ソーシャルワーク専門職である社会福祉士に求められる役割等について」厚生労働省ウェブサイト，2018, p. 1, pp. 4–5.
(8) 参議院ウェブサイト「地域共生社会の実現のための社会福祉法等の一部を改正する法律案に対する附帯決議」.
(9) 厚生労働省ウェブサイト「地域包括支援センターについて」.
(10) 独立行政法人　労働政策研究・研修機構「子どものいる世帯の生活状況および保護者の就業に関する調査 2018（第 5 回子育て世帯全国調査）」調査シリーズ No. 192，独立行政法人　労働政策研究・研修機構ウェブサイト，2019.
(11) 大塩まゆみ「女性の貧困―日本の現状と課題」『人間福祉学研究』10 巻 1 号，2017，pp. 37–51.
(12) 阿部彩「誰にも注目されていない高齢女性の貧困」せかいしそうウェブサイト，2020 年 11 月 6 日.
(13) NHK NEWS ウェブサイト「国の『緊急小口資金』など　貸付額 2 年間で 1 兆 3000 億円余」2022 年 4 月 7 日.
(14) 石田光規『孤立の社会学―無縁社会の処方箋』勁草書房，2011，pp. 3–32.
(15) NHK「無縁社会プロジェクト」取材班『無縁社会―〝無縁死〟三万二千人の衝撃』文藝春秋，2010.
(16) 斉藤雅茂『高齢者の社会的孤立と地域福祉―計量的アプローチによる測定・評価・予防策』明石書店，2018，pp. 30–44.
(17) 岩田正美『社会的排除―参加の欠如・不確かな帰属』有斐閣，2008，pp. 20–32.
(18) 厚生労働省ウェブサイト「令和 3 年度　児童相談所での児童虐待相談対応件数」.
(19) 厚生労働省ウェブサイト「令和 2 年度『高齢者虐待の防止、高齢者の養護者に対する支援等に関する法律』に基づく対応状況等に関する調査結果」.
(20) 厚生労働省ウェブサイト「【参考資料 2】障害者虐待対応状況調査　経年グラフ」.
(21) NHK 明日をまもるナビウェブサイト「個別避難計画　高齢者・障害者を助けるために」2022 年 6 月 16 日.
(22) 厚生労働省ウェブサイト「別紙 1 第 8 期介護保険事業計画に基づく介護職員の必要数について」.

(23) 結城康博「序章　低賃金だけが理由だろうか」「終章　介護職員へのケアが人材確保の第一歩―重視される中間管理職の役割」結城康博編『介護人材が集まる職場づくり―現場リーダーだからこそできる組織改革』ミネルヴァ書房，2022，pp. 1-11, pp. 227-241.

(24) 公益財団法人　資生堂社会福祉事業財団ウェブサイト「『社会的養護（児童福祉施設）における人材育成に係る要件に関する研究』報告書」.

(25) 神奈川県ウェブサイト「県立中井やまゆり園における利用者支援外部調査委員会調査結果等について」2022年9月5日.

(26) 篠原拓真「神出病院・患者虐待事件　虐待行為少なくとも84件、看護師ら27人の関与認定　第三者委」神戸新聞NEXT，2022年5月2日.

(27) 御船紗子「台風で入所者9人死亡、遺族と高齢者施設が和解　岩手」朝日新聞デジタル，2019年8月20日.

(28) 宮下公美子「屋根まで浸水した川越の老人ホームは、なぜ全員が無事避難できたか」YAHOO! JAPANニュースウェブサイト，2019年10月15日.

(29) 厚生労働省ウェブサイト「地域における公益的な取組を実施する責務」.

▍理解を深めるための参考文献

● 石田光規『孤立の社会学―無縁社会の処方箋』勁草書房，2011.

日本社会で進む「孤立」の実相について、官庁統計や既存文献、大規模調査の統計データ、聴き取り調査、アンケート調査などから実証的に明らかにした社会学の研究書。実証研究の進め方の見本としても活用できる。

● 山本譲司『累犯障害者』新潮文庫，2009.

秘書給与の流用事件で実刑を受けて服役した経験を持つ著者が、障害のある受刑者たちの実情をより深く知るため、障害者による事件を取材したルポルタージュ。福祉や司法、メディア報道のあり方も含め現在も考えさせられる記述が数多くある。

　　働きやすい職場の実現を目指して

　介護等の社会福祉にかかわる職員の人材不足が深刻化する中で、「働きやすさ」を追求するさまざまな工夫が各地でなされている。たとえば、神奈川県のある社会福祉法人では「正規職員が7日間連続休暇を年3回取れる制度」を導入し、正規職員の8割以上がこの制度を利用してリフレッシュに活用している。長期休暇制度を導入したおかげで、それまで周囲に負担がかかることを気にして有休を取りにくかった職員が、遠慮なく有休を取れるようになり、職場の雰囲気も明るいという（2020年11月16日「福祉新聞」）。

　ほかにも、公共交通機関の不便な事業所における就職祝い金として約50万円相当の中古車と、運転免許取得のための経費約30万円をプレゼント」（結城康博編『介護人材が集まる職場づくり』pp.99-100）や、「夜勤専従職員の採用により、育児中でも日勤帯のみで仕事を続けられる仕組みの導入」（2021年8月9日「福祉新聞」）など、人材確保と定着のためのユニークな取組みは各地で行われている。

　離職率が高く、職員の入れ替わりが激しければ、それだけ採用コストが新たにかかり、新しい職員が仕事に慣れるまでに時間もかかる。長く働く職員が多ければ、一人ひとりの入居者・利用者のことも職員がよく把握しており、仕事の流れもスムーズで、よりよいケアが提供できる。そして職員の満足度が高ければ、仕事中に笑顔も増え、施設の雰囲気もよくなるだろう。

　「休みが取りにくい」「サービス残業が多い」「業務が非効率」などは、これまでの福祉業界でよく聞かれた声である。社会福祉施設で働くソーシャルワーカーは、職員が満足して長く働ける職場環境を実現するための努力を惜しまないでほしい。そうした努力は結果として、入居者・利用者の幸せにもつながるはずである。

第2章 ソーシャルワーク専門職の基本要件

ソーシャルワーク専門職の基本要件に関して、身近な体験的事実から問い直す。ソーシャルワーク専門職が経てきた（経る）はずの実習体験、ソーシャルワーク専門職が日々体験する日常性、こうした観点から、身近過ぎて自明視されかねない事象に目を向けて、ソーシャルワーク専門職の基本要件を改めて明確にする。

1

社会福祉の現場実習とソーシャルワークとの関連性を明確にする。ソーシャルワークと日常性について問い直す。ソーシャルワーク専門職の資格の意味について確認する。ソーシャルワーカーになるとはどういうことなのか検討する。

2

ソーシャルワーカーの基本的態度・姿勢とはどういうことなのか、身近なことを題材にして理解する。ソーシャルワークと「見る」ことの関係について整理する。ソーシャルワークと「きく」ことの関係について整理する。

3

臨床的なソーシャルワーカーになるための条件を挙げる。ソーシャルワーカーにとっての「気づく」ことの意味を検討する。「工夫する」ことと自己実現の関連性について明確にする。「苦労する」ことがどうしてソーシャルワーカーに必要なのかを咀嚼する。

1. ソーシャルワークにおける現場体験の意味

A.「実習」することの意味

　将来社会福祉の専門職を目指す者が、最初にその現場に立ち、いわゆる社会福祉サービスのさまざまな利用者と一定の期間まとまった形で触れ合う機会は、社会福祉の現場実習となることが圧倒的に多い。**社会福祉士**や**精神保健福祉士**の養成カリキュラムで、現場実習やその指導の時間を一定期間設けているのは、現場実習の機会を重要視しているからである。

　たとえば、実習に臨む多くの学生がそこで戸惑い、疑問を抱き、違和感を覚える。これらは一見否定的で、無意味な体験のように思えるかもしれない。ところが、こうした体験では、教室で学んだ、たとえばソーシャルワークに関する技術や知識が、そのままでは役に立たないことを露呈するかもしれない。そこで当の学生は、社会福祉の現場実習の意味や教室で学ぶソーシャルワークに関する知識や技術の意味を、改めて問わざるを得なくなる。この問いは、基本的には社会福祉の現場と教育機関、社会福祉の理論と実践等々の関連性や関係を、まじめに考えようとする者にとって、極めて重要である。**中村雄二郎**の指摘する「**臨床の知**」[1] の出発点「**臨床からの知**」[1] の１つになり得るのが、実習する学生の体験する戸惑い、疑問、違和感などだからである。これに対して、教室で得た知識や技術をそのまま利用者に当てはめ、何の違和感も感じない学生がいるとすれば、それは「**臨床への知**」[1] の実践者となり、既存の知識、技術、理論等を、具体的に日常を生きる一人ひとりの人間・利用者へと当てはめているに過ぎないことになる。さらに、現場実習の体験を通して、理論の無用性を信じ込んだり、自分自身にそれを言い聞かせるようにしている者は、将来、自分の経験だけを頼りにする**経験主義**的援助活動を行う危険性を孕んでいる。

　むしろここで強調しておきたいことは、社会福祉の実習の機会に生まれてきたさまざまな問いは、基本的に、われわれの生活においても重要な意味をもっているということである。ある**特別養護老人ホーム**で実習体験を経た学生は次のように述べている。

中村雄二郎
1925-2017

　実習で一番印象に残っていることは、ある男性の利用者（Bさん）のことです。Bさんは、脳血管障害のために右片麻痺で、言語障害もありました。しかし、少しでもよくなって、家に帰りたいという強い気持ちをもっていました。理学療法士からは、施設のリハビリテーションは、機能回復が主たる目的ではなく、機能低下をしないように現状を維持することにあると聞いていましたが、熱心に自分から機能訓練に取り組む姿に私の気持ちは動かされました。居室を訪ねて、一緒に話をしていく中で（実際には私が聴くということがほとんどでしたが）、奥さんに対する思いやご自身の生活のことを、いろいろと教えてもらいました。そして、いつの間にか、Bさんが自分でするリハビリを私も一緒に行うようになっていました。

　実習生の私は、何もすることはできなかったのですが、こんなに人の話を熱心に聴き、ゆったりとした気持ちの中で、「人とともにいる」ことができたのは、初めての体験でした。そして、同時に他者のことをそのまま受け入れる中で、いまの自分を受け入れられることができるのだと、実感できました。それ以降、人のことを受けとめる態度、話を聴く姿勢が変わっていることに気づきました。私は、実習生として何か利用者の役に立ちたいと思い実習をしていたのですが、実は実習の中でたくさんのことを教えてもらっていることがわかりました。

　　　　　（佐藤俊一『対人援助の臨床福祉学—「臨床への学」から「臨床からの学」へ』
　　　　　　　　　　　　　　中央法規出版，2004，pp.83-84）

　この報告をしている学生は、現場実習の事前学習に真剣に取り組み、現場実習そのものも指導者から高く評価された。にもかかわらず、「本当に実習の中だけでしか学べないことをできているのかという不全感をもっていた」(2) という。それは、これまで学んできた知識や技術と、現場での体験とが、必ずしも符合していないがための不全感でもある。ところが、Bさんという利用者に誠心誠意かかわる、つまりBさんと「ともにいる」体験の中で、「人のことを受けとめる態度」や「話を聴く姿勢」というわれわれの日常生活においても基本的に重要なことに改めて気づかされる、ということをこの学生は体験している。不全感を出発点にした基本的な問いが、われわれの生活においても重要なことと関連していることを、この学生はBさんとの真剣なかかわりの中から発見した。この発見は、これまで得てきた知識や技術にも違った意味を付与し、地に足をつけたものに変えていくことになるだろう。学生自身が語っている「人のことを受けとめる態度、話を聴く姿勢が変わっていることに気づきました」という言葉は、その証しである。

　このように、ソーシャルワークに関する知識や技術は、社会福祉の現場で学生自身が身をもって味わうその都度その都度の"いま、ここで"に自己を投入し、相手と"ともにいる"体験を経ることによって、よりリアル

なものに変わり、援助者らしさへの道の第一歩にもなるのではないか。

B. 実習体験の共有化

　社会福祉の現場実習の機会は、単に社会福祉士や精神保健福祉士の資格を取得するために必要なカリキュラムの1つということ以上の意味をもつ。現場実習の体験で、これまで学んできたソーシャルワークをはじめとするさまざまな知識や技術が、自分自身の体験において具体化され、統合される。教室で最初に聞いたときは、まるで異質なもののように感じられ、半ば強制的に注入された知識や技術などが、である。さらに、学生のうちに具体化され統合された知識や技術は、実は、異質なものではなく、自分自身の日常体験にも極めて関連深いこととして自覚できるようになる。ここに至るまでには、現場実習に参加した学生自身が多くの事柄に接し、感じ取り、あるときは戸惑い、またあるときは混乱し、自信を失う、さらには苦労を味わい、工夫を重ねることなどが第1の下地になる。そのうえで、現場の実習指導者や養成機関からの巡回指導者による体験の共有化とアドバイスや指導が必要になる。そして、大学などの養成機関に戻った後の、現場実習を経た学生同士の報告や発表の機会は、現場実習体験の共有化（同化と異化を含む）、問題点を指摘し合う場などとして**グループ・スーパービジョン**の機能をも担う。これらの機会は、ソーシャルワーカーを目指す学生にとって"基礎工事"（土台づくり）(3)となるのである。

　このように、社会福祉士や精神保健福祉士の国家資格を取得することは、ソーシャルワーカーになるためのほんの入り口に過ぎないことが理解できよう。よりソーシャルワーカーらしくなる、さらに、自分の持ち味を発揮できる"自分らしい"ソーシャルワーカーになるためには、援助活動の中で味わうさまざまな喜怒哀楽、苦労、挫折、工夫、等々の体験を、自分の主観的世界の中にだけ閉じ込めるのではなく、援助者仲間、場合によっては利用者とともに、さまざまな角度から検討し合い、切磋琢磨していくことが求められる。それは、援助活動における主観的体験を**共同主観**的認識にまで高めていく努力の中で、ソーシャルワーカー自身が援助者としての成長を見込めることを意味する。そのためには、ソーシャルワーカー自身の生活者としての体験に目を向ける必要がある。このプロセスは、初めて子どもをもった父親が、徐々に真の父親らしくなっていく過程に似ている。彼らは、子どもが生まれた時点では、単に生物的に父親になったに過ぎない。多くの父親が「ピンと来ない」「実感が湧かない」、場合によっては「他人事みたい」といった類の感想を漏らす。ところが、子どもとの感性

グループ・スーパービジョン
group supervision

的体験の共有や、母親との協力、近隣の人のアドバイス、こうした体験の中でより父親らしくなっていくのである。こうした例は決して珍しいものではない。生活体験の多面的共有化による成長は、ソーシャルワーカーも同様である。社会福祉の援助活動は、"生活への援助"であるからだ。

2. ソーシャルワーク専門職の基本的態度・姿勢

　社会福祉の現場実習で学生が体験してくることと、誰もが体験する日常の生活体験とが、実は無関係ではないことは、すでに指摘した。ここでは、日常的な生活世界において人間が取る基本的な態度・姿勢と、ソーシャルワーカーの基本的態度として要請される「臨床的態度」について、身近な具体例を通して考えてみよう。

A.「相手の立場に立っ」て"見る"こと

　あるケアマネジャー（介護支援専門員）は、自分が援助活動で遭遇した体験を新聞の投書欄で次のように報告している。

ケアマネジャー（介護支援専門員）
care manager

　お年寄りから相談を受けるケアマネジャーの仕事をしています。70代後半の女性Aさん宅に訪問したときにお聞きした話が、どこでも聞かれるのではないかと思い、書きました。

　Aさんは昔ながらの家屋で畳の上の暮らしをしています。息子が結婚して、やっと一息ついたところです。優しい嫁ですが、現代風というか、Aさんの部屋に顔を出すと、立ったまま話をするというのです。

　Aさんは座っていることも寝ていることもあります。つまり、常に嫁に見下ろされ、物を言われると感じているのです。嫁に悪気があるとは決して感じていませんが、釈然としない思いが残るそうです。

　子どもと話すときは目線を合わせて同じ高さでものを見なさい、とよく言われています。ちゃぶ台の暮らしとテーブルの暮らしでは生活様式も変わりましょうが、せめて嫁が腰をかがめたり畳に座って話しかけてくれたら、どんなによいだろうと感じています。

　私は「その気持ちを嫁さんに伝えましょうか」と尋ねましたら、「角が立つといけないから黙っている」と笑っていましたが。

　Aさんの嫁さん、早く気づいて、Aさんと同じ目線の高さで話しかけてみてください。きっと心が通じると思いますよ。

（「朝日新聞」2003年9月25日朝刊"ひととき"より）

ここで指摘されていることと同様のことは、筆者もよく目撃してきた。児童館で実習していた2人の学生に、実習途中で感想を求めたことがある。1人の学生は、実習の楽しさや喜びを語り、事実重要なことを日々習得していた。もう1人の学生は、一生懸命子どもとかかわろうとするが、どうもうまくコミュニケーションが取れないことを訴えた。後日その児童館を訪れ、2人の実習を少し離れた所から見ていたら、後者の学生は、自分よりもはるかに身長の低い子どもたちと、立ったまま話していた。会話は長続きせず、子どもたちはすぐに立ち去っていくのだった。対照的に、もう1人の学生は自然に膝を折って、子どもたちと楽しそうに話していた。多くの子どもたちが自然にその学生を取り囲むのだった。

　他の人と共同作業するときや、親密なコミュニケーションを取ろうとする場合に、「相手の立場に立つ」ことや「相手の身になる」ことは日常生活では特別なことではない。さらに、相手のことを理解しようと思ったら、われわれは通常、相手をよく見るように心がける。これも特別なことではない。逆に相手に対して自分の優越性を誇示しようと思えば、意図的に相手を「見くだし」たり「見おろす」ようにする。「見る」ことは、このように、相手との関係を調整する場合に非常に重要な意味をもつ場合が多い。

　相手との関係、つまり援助関係を活用して援助活動を展開しようとするソーシャルワーカーにとって、どのような姿勢で相手を見るか、ということは決定的に大切なことである。ところが、日常生活の中で当たり前になっていることの重要性は、当たり前だけに気づきにくい。この日常生活の自明性にいち早く気づき、援助活動にどのように活かすのかという工夫が、生活の援助を標榜する社会福祉の援助者たるソーシャルワーカーに求められるのは当然のことである。言葉を換えれば、生活世界における日常的自明性に気づき、それを工夫・活用することが、より援助者らしくなることには欠かせない。だとすれば、現場実習を経た多くの学生が、毎年のように語る「自分の日常生活をもっと大切にして生きていかなくては」という趣旨の言葉は見逃せない。ここには、自分らしく生きていくこと（**自己実現**）の大きなヒントもある。

自己実現
self-actualization

　生活世界における日常性という自明性に気づき、ソーシャルワーク専門職が展開する専門性につなげていくことは、実は援助者にとって基本的な態度・姿勢である「臨床的態度」とも密接な関連性がある。次にこのことについて検討してみよう。

B. 臨床的態度と「きく」こと

　前述した通り、援助活動において「見る」こと、しかも「相手の立場に立っ」て「見る」ことは、相手の理解を進めるうえでも、「対等な」援助関係を築くためにも決定的に重要なことである。そしてこのことは、援助活動だけではなく、われわれが日常生活を営んでいくうえでも、本来欠かせない基本的態度・姿勢でもある。しかし、あまりにも身近すぎるために、日常性という自明性の中に埋もれてしまっている。「見る」ことがうまくできていないがために、気づかないでいることも少なくない。埋もれているのは「見る」ことだけではない。あるいはそれ以上に、援助活動でも日常生活でも、重要であるにもかかわらず見過ごされているのが、「きく」ことではないだろうか。

　カウンセリングやソーシャルワークなどの援助活動において、「きく」ことの重要性は、これまでも指摘されてきた。「**傾聴**」という言葉でも表現されてきたのは周知の通りである。相手の話をきいて、その人の置かれている状況やその人自身の理解を深めることは、援助活動の第一歩であり、継続して話をきくことによって、別の発見をも可能にしてくれる。「きく」ことは、相手の理解を深め、さまざまな側面を発見していくうえで、欠かせない行為である。

傾聴
active listening

　しかし、「きく」ことの意義は、こうしたこと（理解や発見）だけにとどまるものではない。次の新聞記事はそのことを見事に物語っている。

　〈ピッカピッカの一年生、ではないのです〉と、名古屋に住む71歳の女性から手紙をいただいた。孫が小学校に入ったが、早々にいじめられているのだという▶〈「公園に来い。来んとキックパンチを食わせるからな」と○○君が言ったそうで、「また痛いから行く」と泣いています。また、というからには、すでに痛めつけられたことがあるのでしょう〉この祖母と母親は、一年生の話をじっくり聞いた。祖母は『いっしょに公園に行くよ』と安心させ、母親は『○○君の家に電話して、説明してあげる』と約束した▶一年生は納得し、公園に出かけなかったという。もちろん、それで問題のすべてが解決するわけではない。しかし自分の話を確かに聞いてくれる人がいる。それが、どれだけの心の安らぎになることか。同じ名古屋で、中学生が同級生らに5千4百万円脅し取られた事件でも、わずかな救いは『話を聞いてくれた大人』の存在だった▶被害者の少年は、乱暴され入院した。同室の大人たちは、いじめではないかと怪しんだ。同級生らが押しかけてきた。怒鳴りあげて追い返し、そして話を聞いた。「君が声を出さなければ、ずっといじめられる」。少年は少しずつ事情を話し出した。紆余曲折はあったが、そのことが事件発覚の糸口になった▶ミヒャエル・エンデ作『モモ』（岩波書店）を思い出す。不思議な少女モモは、話を聞く名人だった。〈モモに話を聞いてもらっている

　この記事でも指摘されているように、「きく」という行為には、話して
いる相手を理解し、新たな発見をするといったこと以上の意味が含まれる。
相手を励まし、癒し、勇気づけることも可能になる。記事でも触れている
童話の主人公モモは、話をきいた後に、アドバイスを送るわけではない。
ひたすら「きく」のみである。話すことに関してはむしろ口下手である。
こうした人物を童話の主人公にすることそのものが、作者ミヒャエル・エ
ンデの意図でもあるのだろう。すばやく聞き取って、適確かつ手短に相手
にアドバイスする、といった主に「きく」行為の機能的側面を重視するこ
とは、ある意味で「時間」に関する社会的・時代的風潮に根ざしているの
かもしれない。時間を効果的かつ効率的に管理することが常に求められて
いるからである。物語の後半で、モモは"時間どろぼう"と対決する。こ
の時間どろぼうこそが、前述した"管理された時間"の象徴である。繰り
返しになるが、主人公モモは、訪れた人の話にじっくりと耳を傾け、その
人とのひとときを"ともに過ごす"ことを繰り返す、そういう存在である。

　われわれがここで、先の新聞記事や童話の主人公に注目するのは、ソー
シャルワーカーという援助者にとっての「きく」という行為の重要性を強
調したいがためである。特に「きく」ことの人間理解（利用者理解）や情
報収集といった側面とともに、あるいはそれ以上に、ソーシャルワーカー
という援助者の存在そのものが大きな力となりうる可能性が、端的に「き
く」行為の中に含まれる、あるいは「きく」行為とともに具現化される。
このことを指摘しておきたいのである。この「きく」行為の、相手を癒す
力や励ます力、そして何よりも勇気づける力は、"いまここで"、当の相
手と"ともに生きる"といった援助者の臨床的態度・姿勢、別のところで
指摘した「**方法としての臨床**」[1]の具体化と言ってもいいだろう。

　以上の通り、援助者の基本的態度としての臨床的態度は、「見る」こと
や「きく」ことといった、われわれの日常行為の中に具体化されている。
それらを自覚化し、援助活動に適確に活かすことができるときに、そこで
活用される**ケースワーク**や**ケアマネジメント**、**グループワーク**などのソー
シャルワークの諸技術は、真に「きく」（効く、効果的な）ものになる。

ケースワーク
case work

ケマネジメント
care management

グループワーク
group work

3. 日常性から学ぶ基本的要件

　以上述べてきたことを踏まえて、援助の相手となる利用者とともに生きる、真の意味で臨床的なソーシャルワーカーという援助者に少しずつでも近づいていくために、筆者自身が必須であると考えていることのいくつかを、以下に具体例を挙げ示してみよう。

A. 気づくこと

　われわれは日常生活の中で、さまざまな事柄に気づき、それらに対処しながら生きている。社会福祉という援助活動においても、この日常と全く同じであるとは言えないまでも、利用者の生活のあり方や、利用者の他の人とは違う個別性に注意を向けながらかかわることが求められる。一言で言えば、援助活動における**個別化**の重視ということである。ある**盲養護老人ホーム**で実習体験を経た学生が次のように語っている。

個別化
individualization

> 　私は、盲養護老人ホームで実習をさせていただきました。目の見えない高齢者の方々と接するのは初めてでしたし、長期間にわたって実習させてもらうのももちろん初めての体験でした。最初は不安と緊張で、入所している高齢の方々に言葉を発することもうまくできませんでした。そこで体験することの一つ一つが戸惑いと、思い知らされることの連続でした。特に強烈な印象として今でも鮮烈に思い起こすことのできることがあります。最初の宿泊での実習の日のことでした。
> 　ある利用者の方の部屋に夕食を運んだときのことです。ドアをノックして、中から「どうぞお入りください」という声を聞いたので、ドアを開けて中に入ろうとしたのですが、部屋の中は真っ暗でした。私はその瞬間、「あっ、眠っていたのか」と思い、「お休みのところ申し訳ありません」と言いました。そうしたら、その方は、「いいえ、眠っていませんでしたから…」と言いました。私はこのときになって初めて、ハッとしました。夜は灯りをつけるもの、というのは、私たち目の見える者の論理でしかないのでした。その後も、思いも寄らないことを多く経験し、人を理解することの難しさに気づかされました。ひとつ今でも疑問に思っていることがあるのですが、目の見えない方は夢を見るのでしょうか。
> （柳澤孝主・長江弘晃・大熊信成『田中正造の実践と社会福祉研究』田中正造と社会福祉を考える会，2004, p.9）

　目が見えない人の世界や生活構造が、〔健常者－視覚機能＝視覚障害

29

者〕という単純な図式で表せないのは当然である。しかし、援助者が援助者の枠組みからしか利用者のことを理解できなくなってしまい、その援助者としての経験が多ければ多いほど、こうした事態に陥り易いことも事実だろう。

　この実習生の報告は、目の見えない人の世界と生活構造を素朴に露呈させている。それは、援助者の枠組み以前の、1人の目の見えない人の世界を、これまた1人の人間としての実習生が素朴に気づいた事柄である。援助が、個別化を大切にする営みであるのならば、ここで実習生が体験したような素朴な気づきに注目してみる価値がある。事実、個別化を常に重視している援助者の多くは、どんなに豊富なキャリアがあっても、社会福祉の現場に初めて足を踏み入れる実習生からも気づきを得、多くのことを発見し学ぶ、謙虚な姿勢の持ち主である。

B. 工夫すること

　援助活動には、与えられたものを与えられた通りに進めるだけでは済まされないことがたくさんある。たとえば、既存の社会資源だけでは、援助活動がどうしても前に進まないことがある。そのようなときに援助者は、どんな工夫を具体的に行っているのだろうか。一例を挙げてみよう。

> 　人工透析患者は週に数回の通院を必要としています。朝夕の通院は、バスなどの公的な交通機関を利用すると、大変時間もかかり、足などの弱い人は、それだけで大変な労力を要することです。病院のソーシャルワーカーが中心になって、送迎ボランティアを募り、車で送り迎えするグループを結成しました。
> 　一人ひとりの送迎のために、プログラムを組むことは、実際無理があります。このグループ活動のおかげで、社会資源の不足が少しは解決されたわけです。
> （杉本照子・森野郁子監修『ソーシャルワークの業務マニュアル—実践に役立つエッセンスとノウハウ』川島書店，1997，p.79）

　現場のソーシャルワーカーは、さまざまな工夫を凝らしている。**生活保護制度**の申請を行えば適用される可能性の高い対象者に対して、家族間の協力によって今の生活困難を乗り越える力をもち、後々の言わば"家族力"を期待できるような場合、現状においては、あえて生活保護の申請を行わず、他の可能性をその家族とともに検討するソーシャルワーカーもいる[4]。また、家庭訪問の際、「○○福祉事務所」と書かれた自転車やバイクを訪問先の近くに駐車しない工夫や配慮も必要なことがある[5]。

　ソーシャルワーカーという援助者は、その名の示す通り、社会的な（ソ

ーシャルな：social）場面や組織の中で他者とともに協力し合いながら、援助活動を進めていく場面を圧倒的に多く経験する存在である。与えられた仕事や与えられた役割だけを忠実にこなせばそれでよし、という場面はむしろ少ない。また、既存の社会資源にしか目が届かず、あるいはそればかりに固執するとしたら、満足な援助は展開できない。

　既存の役割や業務だけに自らを適応させる、あるいは既存の社会資源の適用を図るだけではソーシャルワーカーという既存の「**役割に生きる**」[6]ことに過ぎない。真に臨床的なソーシャルワーカーであるならば、与えられた役割や業務だけに生きるのではなく、また既存の社会資源のみに拘泥するのではなく、与えられた自らの役割や既存の社会資源をその都度多面的に検討する。作り変えたり、工夫したり、創出したり、つまりは苦労を重ねながらも、日々、日常の"やりくり"をすることが求められる。それは、「**役割を生きる**」[6]ソーシャルワーカーとして、自らの持ち味も発揮できる援助者のことをいう。ソーシャルワーカーとは、そんな可能性をもった存在でもある。

C. 苦労すること

　向 谷地生良は、精神障害者とのかかわりの中からさまざまなことを学び、実践活動に活かしている。そして、人間性の一部としての苦労ということを指摘する[7]。人間は誰でも生きていくうえでは苦労や困難は避けられない。避けられない事態から目を背けるのではなく、むしろそれらに目を据えて真正面から引き受ける中から、自分らしく生きていける道が拓かれる。精神障害という事態は、生きていくうえでの困難や苦労が集約されている典型的な事象の1つである。仮に援助や保護という名の下に、困難や苦労が奪われてしまうとすれば、精神障害者の一人ひとりが自分らしく生きていける道が塞がれてしまうことをも意味する。ソーシャルワーカーという援助者はむしろ、精神障害者の困難や苦労に立ち会う中で、自らも**受苦的存在**としてのひとりの人間であることにも気づかされることが多い。

　精神障害に限らず、老い、病いなどの困難とそれらに伴う苦労は、誰にとっても避けられない事態である。にもかかわらず、それらを否定したり包み隠したりする風潮が現代社会の中には多く見られる。避けられない困難や苦労から目を背ける人は、今は、健康で順調に生活を送っているとしても、"健康的に"生きていると言えるだろうか。さまざまな障害を負っても、あるいは病いの最中にあるとしても、また老いていても、それらの困難から目を背けるのではなく、真正面から引き受け、その中から真に生

向谷地生良
1955-

受苦的存在
homo patiens

31

きることの意味を模索する人がいる。こちらの生き方のほうが、より"健康的"であるとは言えないだろうか。

　社会福祉の援助活動は、老い、病い、障害などやそれらに伴う困難や苦労を引き受け、生きることの意味を模索している"受苦的存在"である利用者とともに、彼らが自分らしく生きる道を模索する営みではないだろうか。ソーシャルワーカーという援助者は、このプロセスにおいて、援助者としての成長を遂げると同時に、援助者自身が自分らしく生きる道の手がかりをも発見することが少なくない。そんな真只中にある現役のソーシャルワーカーが、筆者に寄せてくれた言葉（Ｅメール）[8]をここで紹介しよう。

> 　この文章を書く中で、3年ほどかかわった患者さんが自殺しました。人格障害の若い女性で、私なりに関係を育んできたと思い込んでいた方でした。周囲の患者さんに依存してしまう傾向の強い彼女に対し、自分で生きていく力を育んで自立していってほしいという私のあせった気持ちから、彼女の発する危機的な状況を見逃し、自殺を図る結果を招いてしまいました。私の援助関係における過干渉にかかわってしまう特質を自覚し、なるべく私への依存を避けるべく、なるべく距離を保ちつつ、援助者であるという意識をもとうとしすぎたことを後悔しています。亡くなってしまった彼女から、「死」を選択した気持ちを聴くことはできません。しかしながら、「自殺」という事実から、考えられる彼女の気持ちを何度も推し量り、考え、振り返ることを、繰り返し続けなければならないと思っています。

　援助者の援助する意志や持ち味は、援助の日常の中で出会う困難や苦労を無にすることからは生まれてこない。困難や苦労を抱えつつ、それらと付き合いつつ、場合によってはそれらを乗り越えることでしか育まれない力なのかもしれない。

D. 生き方への援助とソーシャルワーク

　社会福祉の諸サービスを受け取る利用者が日々体験している主観的で個別的な日常世界。ソーシャルワーク専門職であるソーシャルワーカーは、まずはこの日常的世界を体験的に了解していくことが肝要である。ソーシャルワーカー（その他の人びとも含む）との共同主観的世界の共有・構築へ向けての展開は、対人援助を基盤としたソーシャルワークの臨床的展開過程でもある。

　そして、別のもう1つの重要な課題は、ソーシャルワークの知識・技術を駆使した援助活動の終結を、利用者の**自立**、つまり利用者自身の日常世界への還帰へと、いかにしたらつないでいけるかということである。利用者の社会生活の重視ということに関しては、ソーシャルワークの基礎とな

るモデル設定が、**医療モデル**から**生活モデル**へ、という利用者自身の生活を直接把握していこうという流れの中では当然のことである。たとえば、医療的な治療をも含み込んだ、社会生活の支援や利用者の自立がその目標となるからである。対人援助活動を中心にした援助活動全般の意義は、利用者にとって大きな意味をもつが、さらにより一層重要なことは、利用者自身が自分自身の社会生活（援助者との関係以外のところ）の中で、自分の意志で何かを決め考えていく（**自己決定**）力を養っていくことである。なぜならば、それがその人らしく（**自己実現**）生きていくことの何よりの証しでもあるからだ。ソーシャルワーク専門職の究極的に目標とするところは、援助活動終結後の利用者の生き方にどのくらい働きかけていくことができるか、という点にあるのかもしれない。その意味では、ソーシャルワークの援助活動は、利用者の日常性の生き方への援助でもあるわけだ。

注）

(1) 柳澤孝主「ソーシャルワークと臨床」柳澤孝主・増田康弘編『ソーシャルワークの基盤と専門職』新・社会福祉士シリーズ6, 弘文堂, 2021, pp.2-3.

(2) 佐藤俊一『対人援助の臨床福祉学―「臨床への学」から「臨床からの学」へ』中央法規出版, 2004, p. 84.

(3) 足立叡「人間関係学の必要性と提唱」柳澤孝主編『臨床に必要な人間関係学』福祉臨床シリーズ16, 弘文堂, 2007, pp.4-6.
　　本文の中で触れている " 基礎工事 " とは、人間が生活する中で欠くことのできない人と人との関係づくりを意味している。晴れて国家試験に合格しソーシャルワーク専門職として活躍していく場合、利用者やその家族との関係づくり、地域社会の人びととの関係、他職種との関係、これらの関係（づくり）を問われる場合は非常に多くなる。ソーシャルワークの専門知識・専門技術が具体的に問われる機会でもある。ところが、ソーシャルワーカー自身の " 基礎工事 " としての人間関係（関係性）が問われることはほとんどない。ちょうど、家が完成した後には、その " 基礎工事 " は問われず、目立たないものとなることに似ている。しかし、地震や台風が発生した時、根本的に問われるのは " 基礎工事 " がしっかり行われたかどうかである。ソーシャルワーカーの " 基礎工事 " は目立たないかもしれないが、本章で扱う「基本要件」をも形成する大切な土台である。

(4) 佐藤俊一『医療と組織の人間学―現場からの提言』川島書店, 1987, pp.129-130.

(5) 尾崎新『社会福祉援助技術演習』誠信書房, 1992, p.38.

(6) 足立叡・佐藤俊一・平岡蕃編『ソーシャル・ケースワーク―対人援助の臨床福祉学』中央法規出版, 1996, p.198.

(7) 向谷地生良ほか「座談会　精神障害者の自立とは何か」岡上和雄編『「精神障害」を生きる』現代のエスプリ367, ぎょうせい, 1998.

(8) 坂野憲司・柳澤孝主編『臨床ソーシャルワーク事例集』福祉臨床シリーズ3, 弘文堂, 2005, p.235.

■ 理解を深めるための参考文献

● 最首悟『星子が居る―言葉なく語りかける重複障害の娘との20年』世織書房，1998.
著者自身の障害を抱えた子どもから学ぶ、という体験的視点は、当事者主体の援助活動と通底するものがある。

● 斉藤道雄『治りませんように―べてるの家のいま』みすず書房，2010.
苦労を取りもどすことによって、あるいは苦労を経ることによって、むしろ、自分らしく生きることの活路が見出せる。べてるの家の「実践哲学」から、援助者が学ぶことはたくさんある。

● 伊藤亜紗『記憶する体』春秋社，2019.
本書は、ソーシャルワークの本ではない。援助全般を扱っているものでもない。いわば、社会的にハンディキャップを負っているという人たちの、独自の世界について詳述している著書である。援助の対象という見方からは見えてこない独自の世界から、援助者が学ぶことは大きい。

● 方方著／飯塚容・渡辺新一訳『武漢日記―封鎖下60日の魂の記録』河出書房新社，2020.
新型コロナウイルスの蔓延下、中国武漢のロックアウト政策の中で"封鎖"生活を余儀なくされた著者の綴った日記である。この中で著者は「ある国の文明度を測る唯一の基準は、弱者に対して国がどういう態度を取るかだ」と語っている。「あるソーシャルワーカーの資質を測る唯一の基準は、社会的に弱い立場にある者に対してソーシャルワーカーがどういう態度を取るかだ」と読み換えることも可能だ。ソーシャルワークの専門書以外からも多くを学べるものだ。

コラム1　身近なことからの出発

　ノンフィクションライターとして活躍している**柳田邦男**は、医療における医師と患者の関係に注目して、いくつかの著書の中で、医師の目の位置や目の高さについて触れている。たとえば、その著書『死ぬ瞬間』で有名な精神科医**キューブラー−ロス**の患者へのまなざしを指摘する。徹頭徹尾患者の側に身を寄せ、患者側の視点からケアの問題を模索している彼女自身の姿勢が、患者の目の高さやその位置に合わせたかかわりや態度の中に端的に写真集の中にも現れているという。彼女の写真を多く盛り込んだ著書を見ると、その姿勢や態度は顕著であるし、彼女自身の援助者としての"魂"のようなものさえ感じさせる。しかしこのことは、有名な精神科医だからこそ可能なのだろうか。

　今は亡き筆者の母が、かつて軽い脳出血を起こし、入院したことがある。1ヵ月半くらいの入院生活であった。その母が私に「本当に心配して見舞いに来る人と義理で来る人とはちがうね」と言うのである。「どうしてわかる」と尋ねると、「義理で来る人は坐って話していかないよ」と答えた。本当に心配して来る人は、たとえ短時間であっても、坐って、横になっている母の目の位置の高さに無意識的にその人の目を合わせて話していくというのである。

　その気になって自分自身の日常生活を振り返れば、ヒントになるようなことも沢山あるものだ。しかもそれら多くのことは改善可能なものである。母の話を聞いていたらそう思った。要は自明になった日常の自分自身の姿勢に気づけるかどうかということである。目の位置や高さを取り上げたのは、ここに、本章で指摘した「方法としての臨床」や基本「姿勢・態度としての臨床」の、少なくとも出発点になるようなことやそのヒントが隠されているのではないかと思うからである。意外に身近なところにヒントがあるものである。

柳田邦男
1936-

キューブラー−ロス
Kübler-Ross, Elisabeth
1926-2004

コラム2　ロール・フリー　ロール

　表題は、今は亡きわが恩師早坂泰次郎の役割観の１つである。文字通り訳せば、「役割から自由になる役割」「役割に囚われない役割」といったところか。「役割」と聞いたら、雁字搦め、不自由、窮屈、といった、動きが取れない、あるいは取りにくい様、総じて否定的イメージが強い。

　早坂はある銀行の支店長研修会で聞いた次の話を紹介している。

> 　女子社員の定着率の高い支店の長は業務の上では100％きびしいが、仕事を離れれば100％人間的だ。ところが多くの店長は業務上は80％きびしく、業務外では80％しか人間的でない。そういう店長のいる支店では女子の定着は一般に悪い。
> （早坂泰次郎『生きがいの人間関係学―信頼で結ばれる人間関係』同文書院, 1990, p.26)

　状況に応じてその時々に求められる役割を100％果たす。職場では、与えられた役割に徹し、違った場面では職場での役割を捨てる、こうした生き方が共感を呼び、信頼関係へと展開する。

　"ロール・フリー　ロール"という役割観に初めて接したとき、筆者はそんなことができるのかと疑問に思った。ソーシャルワーカーの仕事に接して40年以上経過した今、固定した専門性に囚われない生活の援助者、というソーシャルワーカーのイメージに近いのかもしれないと思う。

　役者が自分の与えられた役に躊躇していたら、それはいわゆる"大根役者"である。100％役になりきることからしか役者としての道は拓かれない。でも、一度成功した、その与えられた役にだけこだわり、そこにとどまるなら、それは自己満足の域を出ない。絶えず新しい役のあり方に挑戦する。これが"役を生きる"ことにつながるのだろう。

　以前サッカーに「リベロ」と呼ばれた役割があった。イタリア語の「Libero」は、「自由」の意である。この役割の選手は、ディフェンダーのポジションにありながら、必要なときは積極的に攻撃を仕掛けていく役割をも担う。つまり、固定的な役割にとらわれない役割、状況に応じたプレーが期待されていた。

　"ロール・フリー　ロール"は、ソーシャルワーカーだけではなく、いろいろな領域で求められ始めているのかもしれない。

第3章 ソーシャルワーク専門職の概念と範囲

ソーシャルワーカーが専門職として社会の中でその役割を果たすためには、専門職であるための条件や機能を理解することが不可欠である。本章では、専門職としての成立条件やソーシャルワーカーの独自性や専門領域、社会福祉士の職域、福祉行政機関と民間の社会福祉施設・機関における専門職について学び、さまざまな分野で働くソーシャルワーク専門職について理解を深める。

1

ソーシャルワーク専門職の成立要件、構成要素、ソーシャルワーク専門職に求められている専門性の内容について考える。

2

社会福祉士に焦点を当てて、昨今の社会福祉士が働く職域の広がりと、それぞれの領域でどのような役割が求められているのかを理解する。

3

公的な機関や施設、組織で働くソーシャルワーク専門職の種類と業務内容を理解する。

4

民間のさまざまな機関や施設、さらには社会福祉関連領域におけるソーシャルワーク専門職の種類と業務内容を理解する。

5

グローバル化の進展により多くの事柄に影響が及んでいることから、諸外国の動向を踏まえつつ、日本とは異なる代表的な国のソーシャルワーク専門職の位置づけや養成のあり方を理解する。

1. ソーシャルワーク専門職の概念と範囲

A. 専門職の成立要件

[1] ソーシャルワーカーとは

　ソーシャルワーカーは、人びとが地域において自分らしい生活ができるように支援する。現在、社会福祉の対象や範囲が拡大化するにつれて、ソーシャルワーカーは限定された枠組みを超えて、社会福祉関連・隣接領域（医療、看護、司法、教育、家族、産業等）や新たな領域（災害支援、難民支援、社会復帰支援、ジェンダー問題等）において、多職種と連携を図りながら、固有の専門性を発揮して活躍している。

　このようなソーシャルワーク分野に従事する専門職のことを「**ソーシャルワーカー**」と呼ぶ。つまり、ソーシャルワーカーは1つの分野の職種ではなく、社会福祉のさまざまな分野でソーシャルワーク業務として支援活動を行う専門職の総称である。

　ソーシャルワーカーの主たる業務はソーシャルワークを行うことである。そのためには専門的な知識と技術は必要条件であり、その根底には人間観と倫理観、ソーシャルワークの価値が不可欠である。ソーシャルワーカーとして身につけるべき価値とは、「すべて人間は平等であり、人間の尊厳を有し、かけがえのない存在として尊重される」という価値である。ソーシャルワーカーは、他の専門職と共有するこの価値を基盤に実践をしているのである。

[2] ソーシャルワークの範囲

　ソーシャルワークの専門性を考えるうえで、その範囲を明確にすることは重要である。日本の福祉専門職のうち、どの職業が国際共通概念としてのソーシャルワーカーに相当するのか。ソーシャルワークの範囲については、福祉職内で区分しようとする考え方と、援助職間で区分しようとする2つの考え方がある。

　第1の「福祉職内の区分」とは、社会福祉専門職のうち、どの職種がソーシャルワークに相当し、どの職種がソーシャルワークではないという境界を明確にしようとする考え方である。

　たとえば、施設の生活指導員や児童指導員はソーシャルワーカーに相当

するのに対し、寮母や保母（保育士）はケアワーカーだからソーシャルワーカーではないといった区分である。この区分のためには、各福祉専門職の業務内容や養成制度などを比較検討することが必要となる。

第2の「援助職間の区分」とは、医師や看護師、弁護士、教師といった、他の専門職との比較の中で、ソーシャルワーカーの業務範囲を明確化していこうとする取組みである。病院における医師や看護師と**医療ソーシャルワーカー**の役割分担の検討がその代表的な例である。

たとえば、治療や看護はソーシャルワーカーの仕事ではないが、患者と家族・職場等社会との仲介や代弁、調整といった機能はソーシャルワークの代表的機能であるといった考え方である。これらソーシャルワークの範囲の明確化の取組みは、専門性を高めていくために重要なものである。

医療ソーシャルワーカー
MSW: medical social worker
保健医療機関等において患者や家族の相談にのり、社会福祉の立場から経済的・心理的・社会的問題の解決、調整、社会復帰を支援するソーシャルワーカー。「メディカルソーシャルワーカー」とも呼ぶ。

［3］ ソーシャルワークの専門性

ソーシャルワークの専門性は、クライエントの生活全体に着目し、それを「包括的・マクロ的・全体的」に捉え、人と環境との接点に介入する視点をもちながら社会関係を通して多様な役割を果たしていくところにその特質がある。

ソーシャルワーカーの支援の出発点は、あくまでもクライエントの生きることの困難さにあり、面接室での面接と支援計画の作成にとどまるものではない。なぜなら、クライエントの生活のあり様とは、それぞれの個別の事情に応じて常に流動的なものであり、それに対するソーシャルワーカーの援助はある瞬間を切り取ったその場で終わるものではなく、その後の生活を視野に入れたダイナミックなものであるからである。

つまり、人と環境との接点に介入する視点においては、それぞれの人生の歴史と未来に深くかかわって、その傍らに立ち、声をかけ、家族を支え、制度につなげ環境を整える。このようにクライエントを取り巻くさまざまな人間関係、制度、サービスを環境として捉え、クライエントの話を傾聴し生活上の問題やニーズを明らかにし、クライエントの自己決定を最大限に尊重して展開していくのである。

そのためには、クライエントが自己決定しやすいような条件を整え、クライエントに合った社会資源に関する情報を提供し、クライエントが気持ちを伝えたり整理したりしやすいように面接技法を駆使していく。このように人間として生きることを支えるのがソーシャルワークの専門性である。

［4］ ソーシャルワークの構成要素

ソーシャルワークの専門性を考えるに当たり、ソーシャルワークが専門

職種として成立するための構成要素を検討してみたい。

「専門職とは何か」については、古くから多くの研究者により議論が重ねられてきた。その多くは専門職と非専門職とを比較することにより、専門職にしか当てはまらない要件を導き出そうとする「属性モデル」と呼ばれるものである。一方、専門職化のプロセスに焦点を当て、専門職としての成熟度について考察する「プロセスモデル」と呼ばれるアプローチがとられることもある。

(1) 「属性モデル」による専門職概念

ソーシャルワークにおいて、専門職の要件を提示している最も有名な人物はフレックスナーであろう。**フレックスナー**は、1915年にアメリカのボルティモアで開催された「全国慈善・矯正会議」において、「ソーシャルワークは専門職か」と題した講演を行った。その中で、医師を専門職のモデルとし、専門職の属性として、①個人的責任を伴う知的な活動であること、②学識に裏づけられたものであること、③実践的な目的をもつものであること、④高度に専門化された教育訓練を通して伝達可能な技術をもっていること、⑤自主的な組織を構成すること、⑥利他主義的な動機に基づくこと、の6つを提示した。そして、これらの属性を踏まえ「ソーシャルワークは未だ専門職には到達していない」と結論づけた。

1957年には、**グリーンウッド**が先行研究をもとに、①体系的な理論、②専門職的権威、③社会的承認、④倫理綱領、⑤専門職的文化、の5つを専門職の属性として提示した。そして、ソーシャルワークにはこれらの属性に当てはまる点が多いとして、「ソーシャルワークはすでに専門職である」と結論づけた。

さらに1965年には、**ミラーソン**が14の要件を取り上げた。その中で重要なものとして、①理論的な知識に基づく技能、②訓練と教育を必要とする技能、③テストによる能力証明、④行動基準の遵守、⑤公共の福祉のためのサービス、⑥専門職団体の組織化、という6つを挙げている。そして専門職を「高度な訓練や教育を受け、比較的地位が高く、マニュアル的ではなく、主観的にも客観的にも職業上の地位を認められ、明確な研究領域または関心を持ち、明確なサービスを提供する職業である」と定義した。

さらに秋山智久[1]は、これらの専門職の条件を比較、検討し、社会福祉専門職の条件として、①体系的な理論、②伝達可能な理論、③公共の関心と福祉という目的、④専門職の組織化、⑤倫理綱領、⑥テストか学歴に基づく社会的承認の6つを取り上げている。

(2) 「プロセスモデル」による専門職概念

カー–サンダースと**ウイルソン**は、職業というものは未熟な段階から成

フレックスナー
Flexner, Abraham
1866–1959

グリーンウッド
Greenwood, Ernest
1910–2004

ミラーソン
Millerson, Geoffrey

カー–サンダース
Carr–Saunders,
Alexander Morris
1886–1966

ウイルソン
Wilson, Paul Alexander

熟した段階に至るまで発展していくというプロセスで捉えようとした。専門職には①完成専門職、②新専門職、③準専門職、④可能専門職という4つの段階があるという。完成専門職とは、法律家、医師、聖職者に代表されるように、一定の行動様式に従うこと、また、理論的学習に基づくことを特徴とする職業である。新専門職とは、基本的な学習に基づいた職業、たとえばエンジニアや化学者、会計士などを指す。また、準専門職とは、看護師、薬剤師、視力測定士などの技術的スキルを活用する職業を意味する。そして、可能専門職とは、病院マネジャー、セールスマネジャーなどに代表される理論的学習や技術を必要としない職業のことであるという。

1987（昭和62）年に社会福祉士がソーシャルワーカーの国家資格として誕生した。社会福祉士という資格は、テストによる能力証明という1つの属性を満たしていることを表しているが、国家資格があることが即専門職を意味するわけではない。そのため、当然ながら、国家資格を持っていても専門職としての実践の質が低ければ、ソーシャルワーカーが社会から専門職として認めてもらうことは難しい。

社会福祉士は、誕生して35年経過したが、その存在と専門職としての社会的認知は必ずしも高くはない。ソーシャルワーカーは、「実践に基づいた専門職」である。であるならば、ソーシャルワーク実践のもつ特徴を踏まえたうえで、専門職としてのソーシャルワーカーのあり方について考えていく、より一層の努力が求められている。

B. ソーシャルワークを担う専門職

[1] ソーシャルワークに必要な専門性とは

ソーシャルワーカーが専門職として存在していくためには、その専門性の向上のための不断の努力は欠かせない。ソーシャルワークは、日常生活を送るうえで何らかの生活課題を抱えている人びとや、その問題にかかわり、その困難状況の改善や問題解決を図り、人びとの安定した生活を維持するための支援を行う仕事である。しかしながら、ソーシャルワーカーが実際にはどこで何をしているのか、その専門性についてイメージされていないのが現状である。その理由の1つに、ソーシャルワーカーによる支援活動が「見えにくい」ことが挙げられる。このことについて、西尾祐吾[2]らは、社会福祉の「見える部分」と「見えない部分」を指摘する。

「見える部分」とは、法制度、機関、施設、団体などである。生活課題を考えた場合、その内容は非常に多岐にわたる。たとえば、高齢者や障害者の介護支援の問題、生活困窮者の貧困問題、子どもの虐待の問題、孤独

や孤立の問題など、具体的に存在する。これらに対して、制度に基づき適切な機関がかかわり、サービスや施設をコーディネートしていく。このような「見える部分」としてのかかわりは、クライエントにとって生きる意欲や希望、さらにはその後の人生にも大きな影響を及ぼすものとなる。

「見えない部分」とは、実践における専門的な知識や技術や価値、倫理などの援助者としての専門性である。援助を必要としているクライエントや家族に対して、信頼関係を築きながら課題を明らかにしてニーズを把握し、解決に向けて援助技術を用いて支援を行っていく。これらは目に「見えない部分」ではあるが、対人援助の専門職としておろそかにはできない重要な部分である。

[2] ソーシャルワークを担う専門職

戦後、社会福祉従事者の公的資格には「社会福祉主事」と「保母（保育士）」などがあった。社会福祉主事は、主に福祉事務所の現業員に必要とされる資格であり、「社会福祉主事任用資格」と呼ばれてきた。この資格は、社会福祉従事者の基礎資格として、1950（昭和25）年の社会福祉主事の設置に関する法律によって定められ、現在の社会福祉法に任用資格として規定されている。その後の高度経済成長による社会変化に伴い、国民の生活にさまざまな課題が現れ、社会福祉におけるより専門的な知識や技術を身につけた国家資格としての社会福祉専門職の必要性が高まった。

社会福祉士法制化の社会的背景として、この当時法案策定に携わった京極高宣[3]は、「高齢化の進展、高齢者の所得保障の充実、ニードの多様化、及びそれらのもとで急速な発展への兆しを見せてきたシルバーサービスなど純民間部門のサービスの質の確保に向けた資格制度の必要性」を挙げるとともに、国際社会福祉会議等で日本の福祉専門職化の立ち遅れが指摘されたこと等を促進要因として挙げている。

制定された**社会福祉士及び介護福祉士法**は、「社会福祉士及び介護福祉士の資格を定めて、その業務の適正を図り、もつて社会福祉の増進に寄与すること」（1条）を目的として、社会福祉専門職の国家資格化を制度化するものであった。2021（令和3）年現在、26万6,557人が社会福祉士有資格者として登録している。

[3] 名称独占としての位置づけ

社会福祉士の特性として、「**名称独占**」資格であることが挙げられる。「名称独占」資格であるから、社会福祉士でなくとも社会福祉士が行っている仕事に従事をすることができる。しかし、社会福祉士の名称を用いて

はならないということである。一方、近年限定的な業務独占としての動きも見られる。2006（平成18）年に介護保険法に位置づけられ創設された地域包括支援センターに、社会福祉士の配置が義務づけられた。さらに行政の福祉職や病院の医療ソーシャルワーカー等の採用においては、社会福祉士の資格を取得していることが条件となっていることも多く見られる。

［4］ 認定社会福祉士制度の創設

　社会環境の変化に伴い、地域住民への社会的援助ニーズが増加・多様化し、その問題解決は複雑・困難化している。このような状況において、その解決を支援する社会福祉士への期待はますます高まっている。

　社会福祉士の資格は、国家試験に合格し、登録機関に登録を行うことによって資格が与えられる。しかし、国家試験の受験要件として実務経験やそれに基づく実務者教育を必須としているわけではないことから、専門職としての実践力は日々研鑽を重ねて磨いていくことが必要である。

　2011（平成23）年に創設された**認定社会福祉士制度**は、高度な知識と卓越した技術を用いて、個別支援や他職種との連携、地域福祉の増進を行う能力を有する社会福祉士としてのキャリアアップを支援し、実践力を担保する仕組みである。

　この認定社会福祉士制度は、「社会福祉士及び介護福祉士法」の一部改正時に、衆議院および参議院で附帯決議された「専門社会福祉士及び専門介護福祉士の仕組について早急に検討を行う」との指摘事項を踏まえたものであり、社会福祉士の実践力に応じて「認定社会福祉士」と「認定上級社会福祉士」の2段階の資格を設定している。

　認定社会福祉士とは、「所属組織を中心にした分野における福祉課題に対し、倫理綱領に基づき高度な専門知識と熟練した技術を用いて個別支援、他職種連携及び地域福祉の増進を行うことができる能力を有することを認められた者」である。そして、複数の課題のあるケースの対応や職場内でのリーダーシップと、実習指導など人材育成において指導的役割を担う等の役割が期待されている。なお、認定は「高齢分野」「障害分野」「児童・家庭分野」「医療分野」「地域社会・多文化分野」の5分野で行われる。

　次に**認定上級社会福祉士**は、「福祉についての高度な知識と卓越した技術を用いて、倫理綱領に基づく高い倫理観をもって個別支援、連携・調整及び地域福祉の増進等に関して質の高い業務を実践するとともに、人材育成において他の社会福祉士に対する指導的役割を果たし、かつ実践の科学化を行うことができる能力を有することを認められた者」とされ、複数の課題のあるケースについての指導・スーパービジョンや、組織のシステム

認定社会福祉士制度
高度な知識と卓越した技術を用いて、個別支援や他職種との連携、地域福祉の増進を行う能力を有する社会福祉士としてのキャリアアップを支援する仕組み。

づくり、地域の関連機関の中核となり、連携のシステムづくり、地域の福祉政策形成に働きかけるなどの役割が期待されている。

2. 社会福祉士の職域

A. ソーシャルワーク実践の拡大

　国民の福祉サービスに対する需要の増大・多様化が見込まれ、利用者本位の質の高い福祉サービスの提供が求められている。生活問題が拡大する中で、家族や近隣によるインフォーマルケアが脆弱となり、ソーシャルワークを必要とする人びとが広がりを見せている。こうした人びとに対して、個々人の QOL を高め、福祉サービスを効果的・効率的に提供していくためには、社会福祉士の機能を活用していくことが必要である。

　そして、多様な供給主体による新たな社会資源が作り出されてくる中で、利用者が適切なサービスを選択し利用していくためにも、社会資源についての情報を豊富にもつ社会福祉士からの支援が不可欠である。

QOL
quality of life
「生活の質」「生きがい」「満足度」などと訳される。

図3-1　社会福祉士就労状況

社会福祉士の勤務先は福祉・医療・行政と幅広い

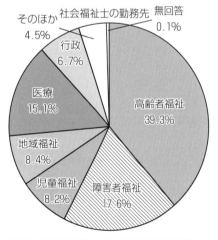

社会福祉士の勤務先

無回答 0.1%
そのほか 4.5%
行政 6.7%
医療 15.1%
地域福祉 8.4%
児童福祉 8.2%
障害者福祉 17.6%
高齢者福祉 39.3%

■ 特養、老健、居宅介護支援事業所、地域包括支援センター など
◪ 障害者支援施設、相談支援事業所、就労支援事業所 など
▤ 障害者入所／通所施設、児童相談所、児童養護施設 など
▨ 社会福祉協議会、福祉事務所、独立型社会福祉事務所 など
▥ 病院、診療所 など
□ 市区町村役場、都道府県町 など
□ 学校、自立支援施設、保護施設、矯正施設 など

出典）公益財団法人　社会福祉振興・試験センター「令和2年度社会福祉士就労状況調査結果」をもとに筆者作成.

社会福祉士の実践の場は多様化している。社会福祉士の活躍の場は、高齢者支援、障害児・者支援、子ども・子育て支援、生活困窮者支援、医療機関、女性保護など幅広い分野にわたっており、各種制度において、それぞれの制度趣旨を達成するために社会福祉士が配置されている。

公益財団法人社会福祉振興・試験センターの調査（**図3-1**）によると、「高齢者福祉」が最も多く約4割を占める。その次が「障害者福祉」、「医療」「地域福祉」「児童福祉」となっており、さまざまな分野で就労していることがわかる。

B. 社会福祉士の活躍が期待される職域

社会福祉士が活動している職域を、コミュニティ領域、レジデンシャル領域、社会福祉関連領域の3つに大きく分けて、社会福祉士の活躍が期待される職域について考えてみたい。

[1] コミュニティ領域で社会福祉士が活躍する職域

（1）生活困窮者領域における社会福祉士

福祉事務所では、生活保護法に基づいて最低生活保障と自立を支援する相談事業が一体的に実施されており、新型コロナウイルス感染症による生活不安や、災害による生活崩壊が出現している中で、両者の機能を強化していくことが求められている。

さらに**生活困窮者自立支援法**では、**自立相談支援事業**が中核的な事業として位置づけられており、その業務を担うソーシャルワーカーとして社会福祉士が求められている。

厚生労働省は、2000（平成12）年の「社会的な援護を要する人々に対する社会福祉のあり方に関する検討会」報告書の中で、新しい社会福祉を構築する方法として「対象とする人々の問題を読みとり、地域での生活を全体的に捉え、地域形成に参画する社会福祉士などソーシャルワークに携わる人々の育成が必要であり、このため、養成機関における教育や実習等においては、地域社会との連携を強化する必要がある」と福祉人材の育成に言及し、「対象者のニーズに即応するために、社会福祉士などソーシャルワークに携わる人々については、地域社会における様々な人々と共働するための実際的権限を付与する必要がある」として、福祉人材の機能と役割を強調したうえで、「社会福祉士等地域で活動する専門家の活用を図るべきである」と、社会福祉士等のソーシャルワーク実践に大きな期待を示している。

新型コロナウイルス感染症（COVID-19）
2019年末に中国の武漢市で最初の患者が報告され、瞬く間に世界中にパンデミックが拡がり、生活に大きな影響を及ぼしてきた。ワクチン接種により、状況は変わり、2023（令和5）年5月から「5類感染症」となり、個人の選択を尊重し、国民の自主的な取組みをベースとした対応に変わっている。

生活困窮者自立支援法
経済的に困窮し、最低限度の生活を維持することができなくなるおそれのある人に対して、個々の状況に応じた支援を行い、自立の促進を図ることを目的とした制度。

自立相談支援事業
就労その他の自立に関する相談支援、自立に向けた支援計画の作成等を行う事業。

(2) 子ども家庭福祉領域における社会福祉士

　子ども・子育て支援制度においては、教育・保育施設を利用する子どもの家庭だけではなく、すべての子育て家庭を対象に地域のニーズに応じた多様な子育て支援の充実が図られている。たとえば、①子育て家庭や妊産婦が、教育・保育施設や地域子ども・子育て支援事業、保健・医療・福祉等の関係機関を円滑に利用できるよう、身近な場所での相談や情報提供、助言等の支援等を行う「**利用者支援事業**」や、②子育て家庭等の負担感・不安感を軽減し、子育て親子が気軽に集い・交流する子育てに関する相談・援助を行う場の提供や、地域の子育て関連情報の提供等を行う「**地域子育て支援拠点事業**」等は、ソーシャルワーカーの活躍が期待されている。

　児童虐待への対応については、これまで、「**児童虐待防止法**」および**児童福祉法**の累次の改正や、民法などの改正により、制度的な充実が図られてきているが、全国の児童相談所における児童虐待に関する相談対応件数は一貫して増加し、2020（令和2）年度には20万5,044件となっている。

　また、子どもの生命が奪われる重大な児童虐待事件も後を絶たず、児童虐待の防止は社会全体で取り組むべき重要な課題である。民間団体等と連携を図りながら、さまざまな地域のネットワークを総動員して、地域の見守り体制を強化することが必要である。**子ども食堂**等の民間団体等が、支援を必要とする子ども等の居宅を訪問し、状況の把握や食事の提供等を通じた見守り体制の強化を図っている実践も見られ、これらの仕組みづくりに果たす社会福祉士の役割が期待される。

　社会的養護が必要な子どもは、温かく安定した環境で養育されることが望ましく、特に乳幼児期は、安定した養育環境の中で愛着関係の基礎が作られるべき大切な時期であり、子どもの最善の利益を考えれば、できる限り家庭における養育環境と同様の環境で育つことが、子どもの心身の健やかな成長、発達が図られるうえで重要である。

　子どもの健やかな育ちを保障し、虐待を予防し子どもの命を守る地域の子育て支援へのソーシャルワーク実践が社会福祉士に求められている。

(3) 高齢者領域における社会福祉士

　2000（平成12）年に社会全体で高齢者介護を支える仕組みとして創設された介護保険制度は、2023（令和5）年現在で23年目を迎えた。介護サービスの利用者は在宅サービスを中心に着実に増加し、2000年4月には149万人であったサービス利用者数は、2020（令和2）年4月には494万人と、約3.3倍になっており、介護保険制度は着実に社会に定着してきている。

　一方、介護予防は、高齢者が要介護状態等になることの予防や要介護状

児童虐待防止法
正式名称は「児童虐待の防止等に関する法律」。2000（平成12）年5月成立、同年11月施行。

子ども食堂
子どもが一人でも行ける無料または低額の食堂。「地域食堂」「みんな食堂」という名称のところもあり、現在その数は全国で約6,000ヵ所にものぼっている（2021〔令和3〕年12月「むすびえ及び地域ネットワーク」調べ）。
→ p.138　第7章4節 A.の側注も参照。

態の軽減、悪化の防止を目的として行うものである。各地では、機能回復
訓練などの高齢者本人へのアプローチだけではなく、地域づくりなどの高
齢者を取り巻く環境へのアプローチも含め、年齢や心身の状況等によって
分け隔てることなく、住民主体の通いの場を充実させ、人と人とのつなが
りを通じて、参加者や通いの場が継続的に拡大していくような地域づくり
が展開されている。

2006（平成18）年に施行された「**高齢者虐待防止法**」等に基づき、高
齢者虐待の未然防止、早期発見、迅速かつ適切な対応が図られている。し
かしながら、高齢者虐待の件数は増加傾向にあり、より一層の対策が求め
られる中で、とりわけ市町村等の体制整備の強化が喫緊の課題である。こ
のような市町村の虐待対応実務者等で構成される会議に積極的に参加し、
虐待における連絡・対応体制の構築や個別の虐待事案に関する定期的な情
報共有などを行い、自治体等と連携して、虐待を受けた高齢者に対する保
護、養護者への支援等は、社会福祉士の活躍が大いに期待されるソーシャ
ルワーク実践である。

（4）障害者領域における社会福祉士

障害の有無に関係なくさまざまな生活課題を抱えながらも、住み慣れた
地域で自分らしく暮らしていけるよう、地域住民等が共に支え合い、一人
ひとりの暮らしと生きがい、地域を共に創っていく「地域共生社会」の実
現が求められている。このような考え方を具体化するため、市町村におい
て、既存の相談支援等の取組みを活かし、障害者の支援ニーズに対応する
包括的な支援体制の構築が進められている。多機関の協働をコーディネー
トし、アウトリーチによる相談支援や、社会参加支援等の仕組みづくりに
おいてソーシャルワーカーが欠かせない。

2018（平成30）年に策定された「**障害者基本計画（第4次）**」では、働
く意欲のある障害者がその適性に応じて能力を十分に発揮することができ
るよう、一般雇用への移行など、多様な就業の機会の確保が示された。そ
して、法定雇用率の引き上げに対応し、障害者支援の就職支援コーディ
ネーターを配置し、地域の関係支援機関等が連携して、就職から職場定着
まで一貫した支援を行う「障害者向けチーム支援」が展開されている。

また、「ニッポン一億総活躍プラン」および「働き方改革実行計画」に
加え、「**労働施策基本方針**」においても、障害者等が希望や能力、適性を
十分に活かし、障害の特性等に応じて活躍し、障害者と共に働くことが当
たり前の社会の実現に向けて、障害者の雇用の量的な拡大とともに雇用の
質の向上を図るうえで社会福祉士の役割は重要である。

高齢者虐待防止法
正式名称は「高齢者虐待
の防止、高齢者の養護者
に対する支援等に関する
法律」。

障害者基本計画
「障害者基本法」に基づ
き策定され、障害者の自
立および社会参加の支援
等のための施策の総合的
かつ計画的な推進に取り
組むとともに、幅広い国
民の理解を得られるよ
う、積極的な広報・啓発
活動を展開することを目
的とする。

ニッポン一億総活躍プラン
2016（平成28）年6月2
日閣議決定。女性も男性
も、高齢者も若者も、一
度失敗を経験した方も、
障害や難病のある方も、
家庭で、職場で、地域
で、あらゆる場で、誰も
が活躍できる、全員参加
型の社会を目指すプラン
のこと。

働き方改革実行計画
2017（平成29）年3月
28日働き方改革実現会
議決定。労働参加率向
上、労働生産性向上、非
正規の待遇改善、ワーク
ライフバランス実現など
を目的に、政府主導の働
き方改革実現会議で決定
された計画のこと。

労働施策基本方針
2018（平成30）年12月
28日閣議決定。「労働施
策総合推進法（労働施策
の総合的な推進並びに労
働者の雇用の安定及び職
業生活の充実等に関する
法律）」（旧・雇用対策法）
に基づいて策定されたも
ので、今後の労働政策の
基本となる方針のこと。

（5）女性保護領域における社会福祉士

これまでの婦人保護事業は、性売買に従事する女性の取締りや保護更生を目的とする**売春防止法**に基づいて行われてきた。そこにおいては当事者の女性への支援よりも、女性を指導・管理の対象とみなす差別的な視点が問題とされていた。また近年では、アダルトビデオ（AV）への出演強要や**JKビジネス問題**への対応も迫られるなど、相談事例が多様化、複雑化している状況が指摘されていた。

2022（令和4）年、女性の自立に向けて公的支援を強化する「**困難女性支援法**」が成立した。

困難女性支援法は、基本理念に当事者の「意思の尊重」「人権擁護」「男女平等の実現」を掲げ、「女性であることにより様々な困難な問題に直面することが多い」と支援の必要性を指摘しており、困難を抱える女性に寄り添った支援に果たすソーシャルワーカーの役割は大きいといえる。

（6）独立型の「社会福祉士事務所」の社会福祉士

現代の社会福祉制度では、支援が届いていない人びとが存在している。このような援助が届きづらい人びとを支援するうえで、既存組織から独立して活動する独立型社会福祉士の果たす役割は大きい。

独立型社会福祉士は、専門職としての最大限の自律性を有して、状況を改善したいという独立時の思いを抱きながら、権利擁護活動や、既存組織所属の社会福祉士では果たすことが難しい場合のアウトリーチ、コンサルテーション、地域でのネットワーキング、社会資源の開発、制度政策の改善といった役割を担っている。

［2］レジデンシャル領域で社会福祉士が活躍する職域

●社会福祉入所施設における社会福祉士

ここでは、レジデンシャル領域としてそれぞれの福祉分野の社会福祉入所施設を概観的に捉えて説明を行いたい（**表3–1**）。

表3–1　主な社会福祉入所施設

児童福祉施設	乳児院　児童養護施設　児童自立支援施設 児童心理治療施設　母子生活支援施設　障害児入所施設
障害者施設	障害者支援施設　自立訓練施設　共同生活援助
高齢者施設	特別養護老人ホーム　介護老人保健施設　養護老人ホーム 児童心理治療施設　母子生活支援施設　障害児入所施設
生活保護施設	救護施設　更生施設　医療保護施設　授産施設 宿所提供施設
婦人施設	婦人保護施設

出典）筆者作成.

JKビジネス問題
「JKビジネス」とは繁華街を中心に女子高校生（JK）にマッサージを行わせたり、会話やゲームの相手をさせたりするなど接客サービスを売り物とする営業の総称。若年層の女性が、「JKビジネス」で働き、性的な暴力等の被害に遭う問題や本人の意に反して、アダルトビデオへの出演を強要される問題などのこと。

困難女性支援法
正式名称は「困難な問題を抱える女性への支援に関する法律」（2024年4月1日施行）。家庭内暴力（DV）や性被害、貧困などさまざまな困難を抱える女性への支援を強化し、女性の人権尊重や福祉の増進を目的に、66年前にできた売春防止法を抜本的に改める法律として成立した。

社会福祉サービスを総合的に提供する入所施設は、地域ケアの拠点として機能することが求められており、その果たす役割は大きい。

ここで働く「生活指導員」「生活相談員」「生活支援員」「児童指導員」等の職種が主にソーシャルワーク業務を担っている。これらの職種は、施設固有の目的に基づくサービス提供とともに、利用者の「自立支援」に向けて、これまでの施設内の"点としての実践"から、施設サービス利用者と家族・家庭を結びつける"線としての実践"、さらには地域生活を見通して支援する"面としての実践"へと展開していく必要がある。

そのためにソーシャルワーカーは、施設内部においては、利用者の生活の質を保証するために、サービスの質と施設環境の質を絶えず向上させ、最適な状態を追求し、利用者の利用開始から退所（利用終了）までの過程を見通した「自立支援計画」を作成・実施していく必要がある。

同時に、家族を含めたインフォーマル資源や地域の多様な施設・機関との連携と協働、資源開発等を行うことも必要である。ソーシャルワーカーがこれらの実践を遂行しようとするならば、その職務の理論的・実践的枠組みは、施設内における利用者と環境の境界で、また施設と地域との境界で職務が遂行されることから、その専門性は社会福祉士が担っていくことがふさわしい。

さらには、このような専門性に担保された実践が明確な業務として位置づけられ、施設内の多職種とのチームアプローチにより展開していくことが、社会福祉施設の社会福祉士に求められている。

［3］ 社会福祉関連領域で社会福祉士が活躍する職域

（1）保健医療・学校教育・司法領域における社会福祉士

保健医療分野で活躍する社会福祉士は多い。病気や障害が生活に与える影響は大きく、その際の患者に対する支援とは、経済的に困窮している者が安心して医療を受けられる支援、介護や育児を担っている者が安心して医療を受けられる支援、自分にとって適切な医療が選択できる受診や受療に対する支援等がある。さらに、地域において自立した生活が送れるように、地域関係機関のネットワーク形成や新たな社会資源の創出などもある。

2008（平成20）年、医療機関の機能分化や地域における豊かな生活の促進を図ることを目的に、**社会福祉士の入退院支援加算**等が診療報酬として認められることとなった。

このように病気や障害に伴って生じるさまざまな生活課題に対して、患者本位の視点に立ち、患者本人や家族の生活を支えるのが、保健医療分野の社会福祉士の役割である。

社会福祉士の入退院支援加算
保健医療機関で働く多くの医療ソーシャルワーカーは社会福祉士の資格を取得しており、日本医療ソーシャルワーカー協会の会員の90％以上が社会福祉士取得者である（2021〔令和3〕年3月1日現在）。

学校教育分野では、不登校、いじめ、児童虐待、貧困家庭などのさまざまな問題が顕在化しており、これらの背景には家庭や地域、子どもを取り巻く環境上の問題が指摘されている。子ども本人が抱える問題だけではなく、学校や家庭、地域などの本人を取り巻く環境も視野に入れた取組みが必要であり、子どもたちが安定して学校生活が送れるような支援が求められる。子どもを中心に教師との連携や親への支援を行い、学校と家庭と地域の橋渡しを行う社会福祉士の活動が求められる。

2014（平成26）年の「**子供の貧困対策に関する大綱**」の中で、学校を子どもの貧困対策のプラットフォームと位置づけ、学校を窓口として社会福祉関係機関と連携を図るために、スクールソーシャルワーカー配置の推進が明記された。家庭や学校、地域に対して子どもの生活全体を支えるために、ソーシャルワークの視点からアプローチを行う**スクールソーシャルワーカー**の活躍が一層求められている。

司法関係分野で働く社会福祉士は、非行や罪を犯した少年、刑法に触れる罪を犯した者などの社会適応や社会復帰を支える支援を行っている。少年院や刑務所などの矯正施設を退院・退所しても、生活基盤を確立することができず、住まいや就労に関する困難を抱え、結果的に再犯へと至る傾向が見られる。特に、地域に戻る際に高齢や障害などにより、刑務所から出所しても親族などの受け入れがなく、仕事や住まいが得られない場合などは、さまざまな生活課題が生じる。

2009（平成21）年から**地域生活定着支援センター**がすべての都道府県に設置されるようになった。この地域生活定着支援センターでは、職員のうち1名以上は「社会福祉士、精神保健福祉士等の資格を有する者又はこれと同等に業務を行うことが可能であると認められる者」を配置するように規定されている。

以上のように、退院・退所者の相談に応じ、社会適応のための訓練や就労準備、地域とのつながり作り、生活環境整備などの生活を支援するソーシャルワーク展開において、社会福祉士が果たす役割は大きいものがある。

(2) 権利擁護など新たな領域における社会福祉士

成年後見制度では、身寄りがなく地域社会からも孤立状態にある被後見人、経済的困窮や虐待を受けている被後見人に対する後見活動のニーズが高まっている。2013（平成25）年に親族後見と**専門職後見**の割合が逆転し、専門職後見が増加している。その背景には、身寄りのない認知症高齢者の増加に加え、高度な法律知識や社会福祉関連制度の活用を必要とする事例が増えていることなどが挙げられる。

ソーシャルワーク専門職である社会福祉士は、これらの事例への対応に

子供の貧困対策に関する大綱
子どもの将来がその生まれ育った環境によって左右されることのないよう、貧困が世代を超えて連鎖することのないよう、必要な環境整備と教育の機会均等等を図る。さらに、全ての子どもたちが夢と希望を持って成長していける社会を目指し、子どもの貧困対策を総合的に推進することを目的としている。

スクールソーシャルワーカー
SSW: school social worker

地域生活定着支援センター
高齢または障害を有するため、福祉的な支援を必要とする矯正施設退所者について、退所後ただちに福祉サービス等につなげるために設置されている支援機関である。2009（平成21）年7月より全国で設置が進んでいる。

成年後見制度
認知症、知的障害、精神障害のある人など判断能力が不十分な成年者の財産管理や身の回りの世話の手配を、代理権や同意権が付与された成年後見人等が行うことができる制度。

専門職後見
司法書士や弁護士、社会福祉士等の専門職が後見人になることをいう。

必要な社会福祉関連制度や地域資源の活用に関する知識と技術を備えている。しかしながら、社会福祉士の多くは弁護士や司法書士のように個人事務所を開設しているのではなく、社会福祉施設等の組織に所属している。そのため、所属組織の業務と並行して後見活動を行っている現状がある。

　今後、社会福祉士には被後見人に対する包括的なアセスメントに基づいてソーシャルワーク機能を統合的に発揮し、後見制度だけでは対応が難しいケースなどを関連制度や地域資源を活用して支援する役割も期待される。

　産業ソーシャルワークにおいては、企業で働く人に起こる悩みを解決し、トラブルを未然に防ぐ取組みが求められている。企業におけるメンタルヘルスの問題は深刻であり、その相談内容は多岐にわたる。出産後の職場復帰の悩みや介護問題の悩み、うつ病などの病気に関するもの、さらに仕事面だけでなくプライベートの悩みなどもある。

　このような企業で働く人のさまざまな悩みに対応し、問題を解決するためのサポートをするソーシャルワークが求められ、社会福祉士の活躍が期待されている。

　災害ソーシャルワークにおいては、近年災害が増えており、被災した人たちへの支援は長期的なものとなり、さまざまな段階で必要となっている。特に、一般被災者への支援以上に、福祉サービスを必要としている人への避難所での支援、あるいはライフラインが破壊された状況下において自宅で福祉サービスを利用して生活していた人への支援、さらには被害を受けた社会福祉施設入所者への救援などが必要とされる。

　このような被災地の福祉を考えるうえで、重要な役割を果たすのがソーシャルワーク機能である。チームを組んで被災者に生活支援を行うソーシャルケアチームの必要性や、発災後からの長期的・継続的な被災者支援を行うソーシャルワーク機能が求められている。

3. さまざまな組織・機関等における専門職

A. ソーシャルワーク実践が展開されているさまざまな職場

　2014 年、**国際ソーシャルワーカー連盟（IFSW）**総会および**国際ソーシャルワーク学校連盟（IASSW）**総会において採択された「**ソーシャルワーク専門職のグローバル定義**」によれば、ソーシャルワークとは、地域社

産業ソーシャルワーク
企業、自治体等、さまざまな組織で、複数の視点からコンサルテーションやアドバイス等を行う産業ソーシャルワーカーが求められている。

国際ソーシャルワーカー連盟
IFSW: International Federation of Social Workers
ソーシャルワーカーの国際組織。1928 年、パリに設立された「国際ソーシャルワーカー常任事務局」を前身とし、1956 年、ミュンヘンで開催された「社会福祉についての国際会議」において設立された。日本では「日本ソーシャルワーカー連盟」を調整団体として、特定非営利活動法人日本ソーシャルワーカー協会、公益社団法人日本社会福祉士会、公益社団法人日本精神保健福祉士協会、公益社団法人日本医療社会福祉協会の4団体が加盟している。2020 年3月15日現在の加盟国は129 ヵ国。

国際ソーシャルワーク学校連盟
IASSW: International Association of Schools of Social Work

会で暮らす人びとが生活していく中で直面する課題を解決するために、制度や仕組みを変えていこうとする働きであり、生活課題の解消と、さまざまな構造をなしている社会的共同体のウェルビーイング（個人や集団の社会的幸福）向上を目的にしている。

2023（令和5）年現在、社会が直面している課題は、新感染症による社会不安、貧困、ワーキングプア問題、虐待、人権侵害、高齢者の介護問題、単身世帯の増加、ひきこもり、頻発する自然災害による生活破壊など多方面にわたっている。このような社会を取り巻くさまざまな生活課題に立ち向かい、生きづらい人びとが生きやすくなるように社会的問題の解決・調整を行うソーシャルワークは、今後も一層重要な社会的役割を担うようになる。

本節では、さまざまな分野で活躍するソーシャルワーク専門職とその業務内容について、大きく「福祉行政機関」と「民間の社会福祉施設・組織、関連領域」に分けて説明していくこととする。

B. 福祉行政機関等における専門職

［1］福祉事務所で働く専門職

福祉事務所は、社会福祉に関する専門の行政機関として、社会福祉法14条1項に「福祉に関する事務所」と規定され、都道府県および市は必置の福祉行政組織である。町村は任意設置（以下、町村福祉事務所）であり、福祉事務所を設置しない町村（以下、福祉事務所未設置町村）は都道府県が設置する福祉事務所（以下、郡部福祉事務所）が所管する。

生活保護法、老人福祉法、児童福祉法、身体障害者福祉法、知的障害者福祉法、母子及び父子並びに寡婦福祉法に関する福祉サービスの相談に応じるほか、援護、育成、更生の措置に関する事務を行うこととされている。

福祉事務所には、所長および指導監督を行う所員（**査察指導員**）、現業を行う所員（現業員）、事務を行う所員を置かなくてはならないと規定されている。このうち「**現業員**」は、所長の指揮監督を受けて、援護、育成または更生の措置を要する者等を家庭訪問などによって面接し、環境等の調査、措置の必要の有無と種類を判断して、本人に対して生活指導を行うこととされている。この現業員は、指導監督を行う「査察指導員」とともに、**社会福祉主事**でなければならないとされている。

また、福祉事務所には社会福祉法に規定されている所員のほかにも、老人福祉法により、市町村福祉事務所に社会福祉主事（老人福祉指導主事）を「置かなければならない」（必置）と規定されている。この「**老人福祉指導主事**」は、査察指導員の地位に当たり、老人福祉に関し福祉事務所の所

員への技術的指導や市町村が行う老人福祉に関する情報提供、相談、調査、指導等の業務のうち専門的技術を必要とする業務を行うこととされている。

身体障害者福祉法により「**身体障害者福祉司**」、知的障害者福祉法により「**知的障害者福祉司**」を市町村福祉事務所に「置くことができる」（任意）と規定され、身体障害者および知的障害者の福祉に関し、所員への技術的指導や相談、情報提供、調査、指導等の業務のうち専門的な知識および技術を必要とする業務を行うこととされている。任用資格要件は、いずれも社会福祉主事資格を有し、いずれの福祉かその他の福祉事業に2年以上従事した経験がある者等とされ、査察指導員の地位に当たる。

母子及び父子並びに寡婦福祉法により「**母子・父子自立支援員**」は、母子・父子家庭等の実情の把握、生活一般等の相談、調査、指導等に関する業務を行うこととされている。なお、母子・父子自立支援員は、2016（平成28）年の法改正により非常勤規定が削除されている。

市町村福祉事務所の家庭児童相談室は「児童相談所との役割分担、連携」により専門的技術を必要とする業務を行う社会福祉主事である「**家庭児童福祉主事**」と相談指導業務に従事する「**家庭相談員**」を配置することとされている。家庭児童福祉主事の資格は、児童福祉業務に2年以上の従事経験がある者等で、家庭児童福祉に関して所員への技術的指導や専門的技術を必要とする業務を行うとされる。

売春防止法に規定されている「**婦人相談員**」は、要保護女子の「発見に努め、相談に応じ、必要な指導」等の業務を行うとされ、**婦人相談所**を設置する政令指定都市を除く市は、婦人相談員を委嘱することができるとされている。なお、2016年の法改正により、婦人相談員は常勤職員とすることが可能とされた。

また、婦人相談員は、**DV防止法**により「被害者の相談に応じ、必要な指導を行うことができる」と規定されている。

[2] 各種の相談機関で働く専門職

(1) 児童相談所

児童福祉法に基づいて設置される児童相談所は、子どもの養育、保護、育成に関する相談など児童福祉のさまざまな業務を行う第一線の相談・判定機関である。都道府県・指定都市に設置が義務づけられている。

児童相談所には、子どもや保護者等からの相談に応じ、必要な調査や社会診断、支援・指導を行う「**児童福祉司**」や、児童福祉司およびその他の相談担当職員に対し、専門的見地から職務遂行に必要な技術について教育・訓練・指導を行う「**教育・訓練・指導担当児童福祉司（スーパーバイ**

婦人相談員
2022（令和4）年に「困難女性支援法」（2024年4月1日施行）が成立し、「女性相談支援員」と名称が変更され、困難な問題を抱える女性の発見に努め、その立場に立って相談に応じ、専門的技術に基づいて必要な援助を行うこととされた。

婦人相談所
2022年に「困難女性支援法」（2024年4月1日施行）が成立し、「女性相談支援センター」と名称が変更され、困難な問題を抱える女性の立場に立った相談、一時保護を行うこととされた。

DV防止法
正式名称は「配偶者からの暴力の防止及び被害者の保護等に関する法律」。「配偶者暴力防止法」とも呼ばれる。

ザー）」、子ども、保護者等から子どもの福祉に関する相談に応じ児童福祉司と協力し、調査、社会診断を行う「**相談員**」、児童福祉司等と協力して、夜間休日における児童家庭相談（特に児童虐待相談）への対応を行う「**児童虐待対応協力員**」などが配置されている。また、子ども、保護者等の相談に応じ、診断面接、心理検査、観察等によって子ども、保護者等に対し心理診断を行う「**児童心理司**」が配置されている。さらに、一時保護している子どもの生活指導、学習指導、行動観察、行動診断、緊急時の対応等を行う「**児童指導員**および**保育士**」も配置されている。

(2) 身体障害者更生相談所

身体障害者更生相談所は、身体障害者福祉法に基づき、都道府県・政令指定都市に設置されている相談機関で、身体障害者に関する相談および指導のうち、専門的な知識および技術を必要とするものに応じることとされている。さらに、身体障害者の医学的、心理学的、職能的判定や、市町村の求めに応じて、障害者総合福祉法に基づく補装具の処方、適合判定への意見陳述などを行う。

身体障害者更生相談所には、医師や看護師、心理判定員、理学療法士、作業療法士、「**身体障害者福祉司**」等が配置されている。

(3) 知的障害者更生相談所

知的障害者更生相談所は、知的障害者福祉法に基づき、都道府県・政令指定都市に設置されている相談機関で、知的障害者に関する相談および指導のうち、専門的な知識および技術を必要とするものに応じることとされている。さらに、18歳以上の知的障害者の医学的、心理学的、職能的判定や、市町村の求めに応じて、障害者総合福祉法に基づくサービス給付の適合判定への意見陳述などを行う。

知的障害者更生相談所には、医師や看護師、心理判定員、職能判定員、「**知的障害者福祉司**」等が配置されている。

(4) 婦人相談所

婦人相談所は、売春防止法に基づき、都道府県に設置が義務づけられている。

売春を行うおそれのある要保護女子や暴力被害やその他の理由により保護を要する女性のために、各種相談、調査、判定や、一時保護などの措置、就労、社会福祉施設等の活用の支援等を行っている。

婦人相談所には、心理判定員、相談指導員、「**婦人相談員**」、医師等が配置されている。

なお、婦人相談所は2001（平成13）年に成立したDV防止法により、**配偶者暴力相談支援センター**の機能を担う施設の1つとして位置づけられた。

4. 民間の社会福祉施設・組織、関連領域における専門職

A. 社会福祉施設における専門職の役割

　社会福祉施設は、生活保護法に基づく保護施設、老人福祉法に基づく老人福祉施設、児童福祉法に基づく児童福祉施設、**障害者総合支援法**に基づく障害者支援施設、母子及び父子並びに寡婦福祉法に基づく母子・父子福祉施設、売春防止法に基づく婦人保護施設等が整備されている。

　これらの施設で働くソーシャルワーク専門職は、「生活相談員」「生活支援員」「児童指導員」「ソーシャルワーカー」などそれぞれの施設における名称で呼ばれて業務を行っている。ここでは社会福祉施設の利用形態を大きく入所施設と通所施設に分けて専門職の役割について見ていきたい。

障害者総合支援法
正式名称は「障害者の日常生活及び社会生活を総合的に支援するための法律」。

[1] 入所施設における専門職の役割

　入所施設は、心身の障害、経済的理由などによって居宅で自立した生活ができない人びとが入所する施設であり、そこで働く専門職の役割は、利用者の意向および人格を尊重し、利用者の立場に立ったサービスの提供に努めることである。たとえば、障害者施設の場合は、障害者の「地域の中」にある「普通の暮らしの場」となるように、入所者自身の「自分にあった自分の暮らし」が実現できるようにかかわっていく。児童施設の場合は、子どもの心身の健やかな成長と自立を支援していく役割があり、そのためには、子ども自身が安心・安全な生活環境の中で「自分は愛されている」と実感できる体験を積み重ねられるように支援を行っていく役割がある。

　このように入所施設の専門職は、①入所者一人ひとりがその人らしい生活ができるように支援する役割、②入所者の自己決定を尊重しながら、自律した生活ができるように支援する役割、③職員として、日々の自己の実践を検証し、入所者が安心と安全、そして、快適なサービスが実感できるように自己研鑽を行っていく役割などがある。

[2] 通所施設における専門職の役割

　通所施設は、利用者の必要に応じて日帰りで介護や機能訓練などを行うサービスを提供する。専門職の役割として、健康チェックや入浴、排泄の介助、昼食の提供、アクティビティといった日常生活上の支援がある。こ

れらは、利用者自身の心身機能の維持や向上だけではなく、利用者を支える家族の負担を軽減する家族支援という点でも重要である。施設利用により家族がリフレッシュできる機会を作り、利用者が長く在宅生活が送れるための環境を整えることも、専門職の大切な役割である。

　以上見てきたように、入所施設や通所施設に共通して、施設利用者が地域社会の一員としてその人らしく安心・安全に暮らしていけるように支援していくことが専門職には求められている。そのためには、施設と地域に存在するさまざまな社会資源を結びつけ、さらに不足する場合には新たに作り上げ、それらをネットワークとして結びつけていく役割も求められる。

B. 社会福祉機関における専門職の役割

　民間の社会福祉機関として、地域には、社会福祉協議会、居宅介護支援事業所、相談支援事業所、地域包括支援センターなど、さまざまな社会福祉の専門機関があり、そこでは多くの専門職が活動している。ここでは地域福祉の推進に取り組んでいる社会福祉協議会を取り上げたい。

　社会福祉協議会（以下、社協）は、地域福祉を推進してきた民間非営利組織であり、地域のニーズに基づき、住民とともに課題解決に取り組んできた。社協はそれぞれ、市区町村、都道府県、全国というレベルで組織されていて、特に住民に最も身近な市区町村社協は、地域の生活課題が複雑になる中、多様な主体との協働による課題解決や新たな社会資源の開発を進めてきた。このことから、社協は多様な主体が参画し、新たな協働を生み出していく地域のプラットフォームとしての役割が求められている。

　社協における専門職は、住民の地域福祉活動を支援する、地区社協等の組織化や運営を支援する、他分野にわたる関係者とともに地域に必要な社会資源を開発するコーディネート機能を担っている。このような役割を担ってきたのは福祉活動専門員であり、民間社会福祉活動の推進方策についての調査、企画、連絡調整、広報、指導等を展開してきた。その他、市区町村社協のボランティア・市民活動センターに配置されているボランティアコーディネーターや、生活支援コーディネーターなども地域づくりを推進する役割を担ってきた。さらに、地域福祉コーディネーターや**コミュニティソーシャルワーカー**（以下、CSW）などの専門職の配置も進んでいる。

　特にCSWは、2004（平成16）年に大阪府がCSW配置事業として取り組んだのが先駆けで、大阪府地域福祉支援計画に位置付けて配置を促進してきた。このような専門職の配置を進めてきた背景には、分野対象別の福祉サービスでは解決が難しい課題が広がっていることや、深刻な社会的孤

立の存在がある。これらの課題への対応には、分野・対象別の制度を中心
とした支援のみではなく、地域を共通基盤として住民と多様な関係者がと
もに協力して新たな支援を展開していくことが求められている。

C. 独立型社会福祉士事務所の役割

　近年、機関に所属するのではなく、社会福祉士が独自に社会福祉士事務
所を個人開業する「独立型社会福祉士事務所」の活動が、社会福祉士の新
しい実践形態として広がりを見せている。

　独立型社会福祉士は、あらかじめ利用者等と締結した契約に基づきソー
シャルワークなどを提供し、その内容やその質に責任を負い、対価として
直接、あるいは第三者から報酬を受けてソーシャルワークを実践する社会
福祉士である。独立型社会福祉士の仕事は多種多様で、主には地域住民の
生活支援相談、成年後見人としての権利擁護事業、行政からの委託事業、
社会福祉法人、企業、学校との契約事業など幅広い。

　独立型社会福祉士の活動の特徴は、所属機関の機能や方針に拘束される
ことなく自由にソーシャルワークが実践できる点である。一方、事業の質
の担保や事故が起きた際の責任を社会福祉士自身が負わなければならない
という社会的責任も伴う。地域に立脚して、独立した立場でソーシャルワ
ーク活動を行う専門職として今後の活躍が期待されている。

D. 社会福祉関連領域における専門職

　社会福祉士等のソーシャルワーク専門職の活動分野は、社会福祉分野以
外にも活動の場が広がっている。ここでは保健医療、司法、教育について
見ていきたい。

[1] 保健医療分野の専門職の役割

　保健医療分野においては、社会福祉士や精神保健福祉士が医療ソーシャ
ルワーカー（MSW）や精神科ソーシャルワーカーとして患者への支援を
行っている。病気や事故により入院した場合、病気に対する不安と同時に、
今後の生活に対するさまざまな問題が生じる。たとえば、入院が長引くこ
とによる入院費用などの経済的問題、長期に休むことによる仕事への影響、
そして、身体に障害が生じた場合には、退院後の在宅生活への不安や職場
復帰への不安なども抱えるようになる。

　「医療ソーシャルワーカー業務指針」では、MSW は「保健医療の場に

**医療ソーシャルワーカー
業務指針**
医療ソーシャルワーカー
全体の業務の範囲、方法
等について指針を定め、
資質の向上を図るととも
に、医療ソーシャルワー
カーが社会福祉学をもと
にした専門性を十分発揮
し業務を適正に行うこと
ができるよう、関係者の
理解の促進に資すること
を目的に 2002（平成
14）年に厚生労働省健康
局が示した。

おいて、社会福祉の立場から患者の抱える経済的、心理的、社会的問題の解決、調整を援助し、社会復帰の促進を図る」と示されている。具体的な業務として「①療養中の心理的・社会的問題の解決、調整援助、②退院援助、③社会復帰援助、④受診・受療援助、⑤経済的問題の解決、調整援助、⑥地域活動」が挙げられている。

［2］司法分野の専門職の役割

　司法分野では、少年院や刑務所などの矯正施設を退院・退所していくに当たり、生活基盤を確立することができず、適切な社会復帰が行えなかった場合に再犯を起こす傾向が高いことが指摘されている。そのため、社会復帰支援を目的とした社会福祉専門職の導入を図っている。

　検察庁の**社会復帰支援室**には社会福祉アドバイザーとして社会福祉士が、高齢者や知的障害者の処遇に関する事件について、福祉機関・保護観察所と連携しながら釈放後の生活に関する助言などさまざまな支援活動を行っている。**矯正施設**には社会福祉士や精神保健福祉士が福祉専門官として配置されており、福祉的支援の必要性を早期に把握し、出所後の福祉的支援に結びつける活動を行っている。**保護観察所**の社会復帰調整官は、「**医療観察法**」に基づき、精神保健福祉に関する専門的知識を生かし、生活環境の調査や調整、精神保健観察、関係機関等との連携を図っている。

　2009（平成21）年に都道府県に設置された**地域生活定着支援センター**は、社会福祉士等の専門職が配置され、相談支援業務や保護観察所等との連携や移行に関するコーディネート業務を行っている。

［3］教育分野の専門職の役割

　いじめや暴力行為等問題行動、不登校、子どもの貧困、虐待等の背景には、子どもの心理的な課題とともに、家庭、友人関係、学校、地域などの子どもの置かれている環境に課題がある事が指摘されている。その環境の課題は、さまざまな要因が複雑に絡み合い、特に、学校だけでは問題の解決が困難なケースも多く、積極的に関係機関等と連携して対応することが求められており、社会福祉士等の**スクールソーシャルワーカー**（以下、SSW）の役割に大きな期待が寄せられている。

　2008（平成20）年に文部科学省は、SSW活用事業を導入した。SSWが行う支援は、SSWが面接や家庭訪問を行ったり、自ら関係機関とつないだりする等の直接的な働きかけと、児童生徒や家庭が課題解決していけるよう、学校に対し、支援体制づくりや専門的な助言、関係機関との連携の仲介をするという間接的な働きかけがある。

SSW の役割は、子どものニーズを把握し、個人に働きかけるだけではなく、学校組織、家庭の生活環境等にも働きかけ、子どもたち一人ひとりの QOL（生活の質）の向上とそれを支える学校・地域をつくることである。

その達成に向けて、教育現場と家庭環境の安心・安全の向上に果たす SSW の役割がますます重要となっている。

5. 諸外国の動向

A. グローバリゼーションと国際ソーシャルワーク

現代社会はグローバル化が進み、各国の政治、経済、社会など人びとの生活に関連する多くの事柄にその影響が及んでいる。国際ソーシャルワーカー連盟（**IFSW**）の元会長ジョーンズは、2012（平成 24）年の講演の中で、世界で起きている変化として、「いつでも安く世界各地とコミュニケーションがとれます。移動する人の数は実際に増えていますし、かつてないほどの経済的移民や難民がいます。グローバリゼーションは私たちみんなが抱える現実なのです。そして、個人と家族と地域社会に直接影響を与えているのです」と指摘した[4]。そして、グローバル化によって社会正義をめぐる政府の社会的責任が縮小し、最も傷つきやすい人びとが危機にさらされているとし、社会福祉政策やソーシャルワーク実践の**グローカル化**の必要性を提唱している。

クリステンセンは「ソーシャルワークの専門職は、グローバル化の過程により影響を受け、新しい責任に直面するため、1 つの国レベルではなく、より国際的で国境を越えた文化的内容を教育のなかに取り入れる必要がある」とする。そして、ソーシャルワーク教育の発展に重要な手段として「ローカルに行動し、グローバルに考える」概念（**グローカル・アプローチ**）を提唱している[5]。しかしながら、各国のソーシャルワーカー養成は、それぞれの国の法制度に規定され、専門職養成カリキュラムもその範囲内で展開されており、グローバリゼーションの実態や国際ソーシャルワークの現状と課題に十分に対応ができていないという指摘もある。ここでは、主要先進諸国が取り組んでいる社会福祉施策の現状とソーシャルワーカーの資格と養成のあり方について検討してみよう。

ジョーンズ
Jones, David N.
2006 年から 2010 年まで、IFSW の会長を務めたイギリスのソーシャルワーカー。社会福祉の分野で多数の著書を出版しており、その中には『国際社会福祉の展望』などがある。

グローカル化
全世界を同時に巻き込んでいく流れである「世界普遍化」（globalization）と、地域の特色や特性を考慮していく流れである「地域限定化」（localization）の 2 つの言葉を組み合わせた混成語。

クリステンセン
Christensen, Jonas Mikael
スウェーデンの社会福祉学者で、社会福祉教育を発展させるためのアプローチを提唱。

B. イギリス

労働者互助組織である友愛組合の伝統のもと、1911年の国民保険法により社会保障制度が創設された。その後、第二次大戦中に提出された「ベヴァリッジ報告」により戦後の社会保障制度の体系的な整備に取り組んできた。

しかし、現在では、先進諸国の中で、給付水準が手厚い、または広汎であるとは言い難く、社会保障給付費の規模（対国民所得比）で見ても、アメリカや日本より大きいものの、ドイツやフランスなど大陸欧州諸国と比べれば大きくない。

概括的には、①税財源により原則無料でサービスを提供し、公的関与度の高い医療、②社会保険方式に基づき、公的年金の水準は低く、私的年金を活用する年金、③自治体が中心的な役割を果たし、民間サービスの活用も図られている福祉、といった特色があり、「公」の関与度（民間セクターの役割）、国と自治体の役割分担、制度としての成熟度、機能分化のあり方は分野によってもさまざまである。

2016年6月の国民投票で欧州連合（以下、EU）からの離脱支持が過半数を超え、2020年1月末にEUを離脱した。その後、2021年12月現在に至るまでの間、社会保障に関して大きな制度改革は行われていないが、これまでに決定済みの制度改革は着実に施行されている。

高齢者を含む保健福祉サービスは国営のNHSが、福祉サービスは地方自治体が、それぞれその提供に責務を負う仕組みとなっている。福祉サービスについては、地方自治体が個々のサービスごとに申請を個別審査し、当該サービスが必要と判定された利用者に公営のサービスを直接提供する仕組みをとってきた。しかし、1993年以降、地方自治体がケアマネジメントを行い、申請者個々の福祉ニーズを総合的に評価し、望ましいサービスの質および量を具体的に決定し、これを最も効率的に提供できる供給者を競争で選び、契約によってサービスを提供する方式となった。これにより福祉分野にも競争が導入され、地方自治体の組織も、ケアマネジメントおよびサービス調達の決定を行う部門、直営サービスを提供する部門、不服審査や監査を行う部門の3部門に再編され、従来主流であった自治体直営のサービスが縮小し、民間サービスへの移行が進んでいる[6]。

イギリスは、ソーシャルプロテクション（社会的保護）の概念のもと、支援の対象とされる子どもと成人に関するソーシャルワークのデータを毎年公表している。近年、深刻な児童虐待死事件を契機に、子どもと家族に対する支援内容と方針を決定するアセスメントの初期判定と、その後の支

ベヴァリッジ報告
ベヴァリッジ（Beveridge, William）が示した社会保障制度拡充のための一連の報告。第二次世界大戦後のイギリスにおける社会保障制度の土台となった。

NHS
National Health Service
イギリス政府が運営する国民保険サービス。医療機関は税収などの一般財源によって賄われているため、利用者の経済的な支払い能力にかかわらず利用が可能であり、原則無料で提供されている（処方薬、歯科、眼科検診を除く）。

援過程と成果判定に意識が注がれている[7]。

2019年にファミリーソーシャルワーカーとして雇用された3万2,900人のうち、5,300人が過去12ヵ月の間に離職している。この事について、資格と初期ポストがうまく適合していないことが指摘され、入職後の導入教育や資格取得後の訓練不足の課題があることから、こうしたギャップを埋めるため、政府の一定の関与の下で、継続的能力・職能開発基準およびフレームワークの整備が行われている。初期研修は、高等教育と専門的業務をつなぐ結節点であり、「より高い質の専門的業務の遂行のために、初期段階での実務経験が大きなインパクトを持つ」と期待されている[7]。

ソーシャルケア分野の成人サービス局データによれば、2018年地方自治体の成人社会サービスで働くソーシャルワーカーの人数は、1万7,000人（常勤換算）で、2011年以降ほぼ同数で推移している。一方、成人サービス局の業務は外部委託が進行している。また、ソーシャルワーカーの成人ソーシャルケア（成人サービス）の経験年数は平均9.4年であり、1つの職場に平均5.8年在職している[7]。

C. スウェーデン

積極的な所得再分配を伴う広範かつ高水準の所得保障を特徴とし、年金、児童手当、疾病手当などの現金給付は国の事業（社会保険）として実施されている。一方、保健・医療サービスは、日本の県に相当する広域自治体のレギオンによって提供されている。高齢者ケア（福祉）サービス、障害者福祉サービスなどの福祉サービスは、日本の市町村に相当する基礎的自治体であるコミューンによって提供されている。

社会福祉施策は、高齢者・障害者に対するケアと、個人・家族に対するサービスの2つに大別される。

高齢者・障害者に対するケアとは、「社会サービス法」「保健医療法」および「LSS法」の規定に基づく高齢者・障害者に対するケア（福祉）サービスである。

一方、個人・家族に対するサービスとは、さまざまな理由により支援・保護などを必要とするグループに対するものであり、児童、家族、アルコール依存者、薬物依存者などに対する助言、支援、ケア、治療、経済的支援（社会扶助）などを行うものである。また、この中には、本人の同意なく強制的に実施される虐待被害者のケア等も含まれる。

コミューンが提供義務を負う高齢者ケア（福祉）サービスは、在宅サービスと施設サービスに大別される。在宅サービスでは、ホームヘルプサー

レギオン
Region
以前はランスティングという広域自治体の概念が存在したが、2019年から全てのランスティングがレギオンに改称された。

コミューン
kommun
スウェーデンの基礎的自治体である。日本の市町村に相当するが、人口の多寡や面積の大小に関係なく呼び方はコミューンである。その所管する事務の範囲は多岐に渉り、主な事務は教育と社会福祉で、福祉サービスは、290（2020年）のコミューンが担当している。

社会サービス法
Socialtjästlagen
社会福祉の基本的理念を示し、福祉サービス全般について、そのあり方や大枠を規定した法律。

保健医療法
Hälso-
ochsjukvårdslagen
医療提供に際して、国民の平等と個人の尊厳が尊重され、また医療を最も必要としている人に優先的に施されなければならないことを定めた法律。

LSS法
Lag om stöd och
service till vissa
funktionshindrade
「特定の機能的障害者に対する援助及びサービスに関する法律」。重度障害者の自己決定権を強化することを目的に、以前の知的障害者ケア法が発展的解消を遂げたものであり、社会サービス法を補完・補強する法律。

ビス、訪問看護、デイサービス、デイケア、ショートステイ、緊急アラーム、移送サービスなどのサービスがある。

施設サービスにおいては、「施設」は社会サービス法上高齢者のための「特別住宅」と定義されており、高齢者を収容する「施設」というより介護などの特別なニーズを有する高齢者のための「住宅」という考え方に立っている。この「特別住宅」は、身体的・精神的に介護の必要性が相当程度高い高齢者を対象としているため、入居に際してはコミューンの認定が必要とされている。2020年10月現在、65歳以上の者の4.0％に相当する約8万4,000人が「特別住宅」で暮らしている。また、介護の必要性はそれほど高くないものの、1人で暮らすことに不安感や孤独感を覚える高齢者に対応するため、「特別住宅」と通常の高齢者住宅の間を埋める「安心住宅」がある。「安心住宅」は、毎日、専門スタッフが常駐し居住者の援助を行うことが要件となっている。

サービスの提供については、コミューンが直接提供する場合が一般的であるが、医療サービスと同様に利用者の「選択の自由」を推進するため、2009年に「**選択の自由推進法**」が施行され、民間委託が都市部を中心に増えている。

社会サービス法が改正され、サービス提供の向上が図られている。2018年には、認知症患者のケアの向上を図るため、医療と高齢者ケアの協力関係の強化、人材育成、知識・技能の強化、政策評価、認知症フレンドリーな社会の構築、デジタル化・支援技術を重点分野として認知症戦略が策定されている[6]。

スウェーデンのソーシャルワーカーは、4年制大学で養成されており、「ソシオノム（socionom）」（社会福祉学士）を取得して職務に当たっている。この資格は大学の社会福祉専門教育課程卒業と同時に与えられ、登録制度はない。現在、もう1年を付加することで国家登録できるようにする動きがある。関係者の中には、現在の問題に対応していくために、4.5年課程にしてプロフェッショナルに格上げしたいと考えている者もいる[8]。

ソーシャルワーカーは労働組合（SACO）もしくは専門職団体（SSR）に所属して業務を行っている。その数は7万人である。ソーシャルワーカーがかかわる主な対象は、高齢者、障害者、児童、生活困窮者、アルコール依存症者、薬物依存症者など多様で、コミューンの社会サービス部局に所属しさまざまな活動を担っている。以前はコミューン職員として働くソーシャルワーカーが多かったが、現在は病院などの他分野で働く者も増えてきている。

1997年にSSRによって、専門職としての倫理的能力を基礎に実務経験

特別住宅
särskild boende former

安心住宅
trygghetsboende

選択の自由推進法
Lagen om valferhet

労働組合
SACO: Sveriges akademikers centralorganisation
専門職労働組合連合。

専門職団体
SSR: Sveriges Socionomers Riksförbund
スウェーデン・ソーシャルワーカー連盟。

62

を踏まえて、クライエントのために技術的人格的に的確に働けるという上級ソーシャルワーカー認定制度が保健医療分野に導入された[9]。

　1999年、EUは、加盟国間の経済社会活動の規制緩和を目標として、高等教育の学位認定の統一化、資格の統一化、単位互換に関する共通ルールについて合意（**ボローニャ・プロセス**）を行った。加盟国は、これまで独自の教育システムに基づき専門職養成を行ってきたが、ボローニャ・プロセスを意識して教育、看護、ペダゴーグ（療育と教育を統合した領域）、ソーシャルワーク分野の大学院での専門職養成カリキュラムを標準化し、専門職がEU圏内でより円滑に労働市場に参入できることを目指している[10]。

D. アメリカ

　政府は原則として個人の生活に干渉しないという自己責任の精神と、連邦制で州の権限が強いことが、社会保障制度のあり方にも大きな影響を及ぼしている。

　代表的な社会保障制度としては、大部分の有業者に適用される**老齢・遺族・障害保険（OASDI）**のほか、高齢者等の医療を保障するメディケアや低所得者に医療扶助を行うメディケイドといった公的医療保障制度、**補足的保障所得（SSI）**や**貧困家庭一時扶助（TANF）**といった公的扶助制度がある。

　医療保障、高齢者の所得保障の分野において顕著であるが、民間部門の果たす役割が大きいことが特徴であり、また、州政府が政策運営の中心的役割を果たすものが多い。さらに社会福祉の分野においては、1996年8月に成立した**個人責任及び就労機会調整法**による一連の福祉改革により、「福祉から就労へ（Welfare to Work）」が連邦政府の福祉政策の基本方針となっている。

　高齢者福祉施策については、日本のような公的な介護保障制度は存在しないため、医療の範疇に入る一部の介護サービスがメディケアでカバーされるに過ぎず、介護費用を負担するために資産を使い尽くして自己負担ができなくなった場合に初めて、メディケイドがカバーすることになる。また、食事の宅配、入浴介助等医療の範疇に入らない介護サービスについては、**米国高齢者法**によって、一定のサービスに対する連邦政府等の補助が定められているが、この予算規模はきわめて小さいものとなっている。高齢者介護サービスは、民間部門（特に営利企業）の果たしている役割が大きいのが特徴である。

　特に、高齢者介護サービスについては、施設サービスに偏りがちになっ

ボローニャ・プロセス
Bologna Process
ヨーロッパ諸国間で高等教育の学位を、国が違っても同レベルのものとして扱う合意。

ペダゴーグ
pédagogue

老齢・遺族・障害保険
OASDI: Old-Age, Survivors, and Disability Insurance
1935年の社会保障法（Social Security Act）に基づく老齢・遺族・障害年金保険制度。

メディケア
Medicare
65歳以上の高齢者と障害者のための医療保険で、国が運営する制度である。

メディケイド
Medicaid
州により管理運営されている、低所得者および障害者対象の医療保険制度。

補足的保障所得
SSI: Supplemental Security Income
就労自活困難者を対象とした公的扶助制度。

貧困家庭一時扶助
TANF: Temporary Assistance for Needy Families
子どものいる貧困家庭を対象に、被服費や学用品等の生活必需品を賄うための現金給付制度。

個人責任及び就労機会調整法
The Personal Responsibility and Work Opportunity Reconciliation Act of 1996
本法による一連の福祉改革により、「福祉から就労へ（Welfare to Work）」が連邦政府の福祉施策の基本方針となった。

米国高齢者法
Older Americans Act
高齢者の生活支援を目的に、社会的・経済的なサービスを提供する中心的な役割を担う法律。

ナーシングホーム
Nursing home
身体的・精神的な理由に
より日常的介護や24時
間の医療サービス、リハ
ビリを必要とする重度の
要介護者・要看護者を対
象とした施設。

全米ソーシャルワーカー
協会
NASW: National
Association of Social
Workers

ソーシャルワーク学士
BSW: bachelor of
social work

ソーシャルワーク修士
MSW: master of social
work

ソーシャルワーク教育協
議会
CSWE: Council on
Social Work Education

教育方針及び認可基準
EPAS: Educational
Policy and Accreditation
Standards

ていること、個々のサービスが有機的に統合されていないこと、予防にか
かわる取組み等が課題として指摘されており、連邦保健・福祉省は、高齢
者や障害者が利用可能なサービスを一覧できるワンストップ・ショップの
機能をもつセンターの創設や、根拠に基づく予防施策、ナーシングホーム
への入居を未然に防ぐための施策等を推進している[6]。

　アメリカのソーシャルワーカーはその多くが民間団体に所属しており、
ソーシャルワーカーの免許や資格の制度化が進んでおり、細部は州により
異なるが、ソーシャルワーカーに対する社会的評価や待遇が高いとされて
いる。それを裏づけているのが、ソーシャルワーカーの専門性や実践水準
を担保する各州による資格者登録制度と業務独占である。

　全米ソーシャルワーカー協会（NASW）には、大学（ソーシャルワー
ク学士〔以下、BSW〕）、大学院（ソーシャルワーク修士〔以下、MSW〕）、
ソーシャルワーク博士〔Ph. D〕）の学位をもつ者が登録し、その数は全米
で15万人と報告されている[11]。ソーシャルワーク学位取得者は増加傾向
で、2005年から2015年の10年間でBSWが2万1,164人で51.8％増加、
MSWが2万1,329人で55.3％増加している。学位取得者の就労先は、41
％は連邦政府、州政府、自治体などの公的機関。34.3％が民間非営利団体、
慈善組織。22.3％が民間の営利企業である[12]。

　ソーシャルワーク教育の質の保証を目的とする**ソーシャルワーク教育協
議会（CSWE）**が大学や大学院におけるソーシャルワーカー養成のため
の標準教育課程を示している。CSWEは、養成するソーシャルワーカー
の目標・方針とそれを実現するための養成教育の認可基準を**「教育方針及
び認可基準」（EPAS）**として示し、時代と社会状況に応じたソーシャル
ワーカー養成のためのカリキュラムの開発を行っている。EPAS2008では
「力量基盤教育」を提起し、EPAS2015では「成果重視」の枠組を確立
した。さらに、EPAS2015では、ソーシャルワーク専門職の役割を「人と
環境の枠組み、グローバル視点、人間の多様性尊重、科学研究に基づく知
識によって、人と地域社会の福祉を促進すること」とし、ソーシャルワー
クの目的を「ミクロとマクロ両視点での社会的・経済的公正のための探求、
人権を抑制する状態の予防、貧困の解消、地域および世界的な全ての人々
の生活の質の向上を通じて顕在化させること」と再定義し、その実現のた
めにソーシャルワーク養成教育において獲得すべき「ソーシャルワークの
9つの力量」を提示した。そのために養成教育におけるさまざまな基準が
設定されている[13]。

注）

ネット検索によるデータ取得日は，2022 年 10 月 10 日．

(1) 秋山智久『社会福祉専門職の研究』ミネルヴァ書房，2007，p. 85.

(2) 西尾祐吾・橘高通泰・熊谷忠和編『ソーシャルワークの固有性を問う―その日本的展開をめざして』晃洋書房，2005，p. 2.

(3) 京極高宣『新版日本の福祉士制度―日本ソーシャルワーク史序説』中央法規出版，1998，p. 26.

(4) 藪長千乃・笹岡眞弓・森和子・山村睦「世界のソーシャルワークは今」『文京学院大学人間学部研究紀要』Vol. 13，2012，p. 293.

(5) Christensen, J. M., Acting locally, thinking globally in social work education. *International Journal of Social Sciences and Education Research*, 2（3），2016, pp. 1160–1173.

(6) 厚生労働省「2021 年海外情勢報告」定例報告．

(7) Gov. UK., *Statistics: Children's Social Work Workforce.*, 2019. および Gov. UK., *Adult Social Care Statistics in England.*, 2020.

(8) 保正友子「スウェーデンにおけるソーシャルワーカー養成と医療ソーシャルワーカーの業務」『立正社会福祉研究』第 19 巻，2018，p. 98.

(9) 藤田雅子「スウェーデンにおけるソーシャルワーカーの職務と倫理」『東京未来大学研究紀要』第 3 号，2010，pp. 9–12.

(10) Strauss, H., Social Work in the Nordic countries: Contemporary trends and in education and policy, *International Social Work*, 51（2），2008, pp. 253–261.

(11) NASW ウェブサイト．

(12) National Workforce Initiative Steering Committee, *Profile of the Social Work Workforce: American Community Survey（ACS）*, George Washington University, 2017, p. 13.

(13) 川上富雄「アメリカ合衆国における『力量基盤』『成果重視』のソーシャルワーク実習」『駒澤大学文学部研究紀要』第 76 号，2018，p. 91.

▌理解を深めるための参考文献

● 宮本節子『ソーシャルワーカーという仕事』筑摩書房，2013.

ソーシャルワーカーは、社会の中の居場所を見失った人を、支え育てて、暮らしてゆく環境を整える仕事。困っている事情、家族関係や社会関係は多岐にわたるので、具体的な行動はさまざまではあるが、でも大切なことはひとつである、と主張している。

● 鶴幸一郎・藤田孝典・石川久展・高端正幸『福祉は誰のために―ソーシャルワークの未来図』へるす出版，2019.

「福祉」とは何か。なぜ福祉は必要なのか。「自己責任論」が蔓延する現在、「本来の福祉」を実現するためにソーシャルワーカーは何をすべきなのか。福祉の現場・教育・財政の視点から現代社会の課題を考究し、ソーシャルワークのあるべき姿を提起する。

　社会福祉の実践は平和主義に結びつく

　21世紀のこの地球上で軍事侵略による殺戮が行われている。それにより、数百万人もの人びとが国内外に避難せざるを得ない状況が続いている。この世のあらゆる出来事の中で、人権を最も蹂躙する行為が戦争である。戦争は究極の暴力であり、そして真の平和とは、単に戦争がない状態ではなく、すべての暴力がない状態だと考える。

　暴力について、ノルウェーの平和学者**ガルトゥング**は、「直接的暴力」と「構造的暴力」の2つに分けている。「直接的暴力」とは、戦争や殺戮など、直接に人を傷つけることであり、「構造的暴力」とは、政治的抑圧や貧困など、社会の構造に根ざした暴力、社会的不正義を意味するとしている。

　さらにガルトゥングは、「直接的暴力」、すなわち戦争を克服した状態を価値中立的な意味で「消極的平和」と呼び、「構造的暴力」、すなわち社会的不正義を克服した状態を「積極的平和」と定義した。

　「直接的暴力」である戦争は、勝者・敗者にかかわらず、取り返しのつかない苦しみ、心の傷、悲しみをもたらし、国際社会の混乱や連鎖反応の不安に陥れる。

　新たな報道に触れるたびに思う。人びとの意識や社会の制度を人間の幸福のためにふさわしいものに変革していくことがソーシャルワークの役割であることを。

　住み慣れた家や家族を失った人びと、絶え間ない戦闘の中で厳しい生活を余儀なくされている人びとの不安や恐怖に寄り添い、生活再建にむけた支援にソーシャルワークが果たすべき役割は大きい。

　改めて思う。社会福祉の実践とは人権擁護であり、その実践は平和主義に結びつくものであることを。

　私たちは、ソーシャルワーカーとして、戦争が、「ソーシャルワーク専門職のグローバル定義」にいう社会正義、人権、集団的責任、多様性の尊重の原理に反することを認識し、全面的に反対する。そしてその自覚は、今私たちに国境を超える連帯と支援を迫っている。

ガルトゥング
Galtung, Johan Vincent
1930-

第4章 ソーシャルワーク専門職と感性

　ソーシャルワーク専門職にとって"感性"とは、どのような意味をもつのか。ソーシャルワークの技術や知識を修得することは、社会福祉士にとっての必須事項であるが、"感性"との関連はどのようになっているのか。これらを構造的に把握し、ソーシャルワーク専門職にとっての感性的事象の意味を改めて問い直し、理解を深める。

1

　情動、情念、感情、気分等、感性の特徴を把握する。"共通感覚"の特徴を理解し、他者理解にとって重要な理由を明確にする。感性的理解と知的理解の関連性を明確にする。

2

　"自明性の喪失""離人症"といった現象を通して、共通感覚の理解を深める。"開かれた感性""閉じられた感性"それぞれの特徴を"反省過多"や精神障害を通して理解する。

3

　感情労働とは何か。その特徴を把握する。対人援助専門職にとってのスーパービジョンとグループアプローチの意義を具体的に理解する。

4

　ソーシャルワーク専門職にとって"共感(的理解)"とは何か、具体的に理解する。ソーシャルワークの専門性と感性との関連性を明確にする。

バイステック
Biestek, Felix Paul
1912-1994

ソーシャルワークにおいて、援助関係の原則として今でも引き合いに出される頻度の高い『ケースワークの原則』[1] は、そのもの自身が援助関係と感性の問題を含んでいる。著者の**バイステック**が精神分析の影響を受けているからかもしれない。この章では、ソーシャルワークにおいて、いわゆる感性の問題はどのように位置づけられ、どのように捉えていけば援助活動に活用できるのか、ということを中心に展開していく。

1. 感性の構造

A. 感性とは

中村雄二郎
1925-2017

一言で感性と言っても、あまりにも幅広い。哲学者**中村雄二郎**[2] は、情動、情念、感情、それぞれの特徴とその関連性に触れている。中村によれば、この3つと意識との関連は、情動はほとんど動物的なもので、本質的に心理学的・生理学的なものとされる。情念は、情動が意識的なものになった1つの激しい状態で、周囲からの諸刺激によって動かされる受動的なものであると同時に、周囲に働きかける能動的な面をももつ。さらに自然と意志、身体的と精神的、こうした二面性をあわせもつ両義的な状態である。そして感情は、情念が情動とともに統御され、整理され、自覚化され、能動化された状態である。より単純化して整理すると、情動が生理的レベルの問題であり、それに対して感情はこの3つの中で一番意識レベルに近く、情念は情動と感情の中間に位置し両方の橋渡し役を担う。

福井康之
1934-

中村の哲学的な整理よりも、より心理学的な定義を**福井康之**が行っている[3]。福井によれば、情動や情緒は英語表現のエモーション（emotion）に相当し、人間のより生理的な感性レベルに当たる。感情（feeling）は情動・情緒に触れて、意識して感じている状態を指す。生理的なものを基にした、より意識的レベルに近い感性が感情である。アフェクト（affect）は情緒と訳され、「関係がある」という意味が含まれる。気分（mood）は、他の感性レベルと比べるとそのエネルギーは弱いが、時間的に長く続く状態をいう[4]。

感性の中身（分類）に関しては諸説あるが、一般によく知られている「喜怒哀楽」を中心に、心理学者は、興味−興奮、楽しみ−喜び、驚き−びっくり、苦悩−不安、怒り−激怒、嫌悪−憎悪、侮辱−軽蔑、恐れ−恐怖、

恥・はにかみ−屈辱、罪、悲しみ−悲嘆、といったものを列挙する場合が
多い(5)。

　感性をある種の行動や機能に結びつける役割を担う、いわば窓口機関が
感覚（器官・機能）である。五感（視覚、聴覚、触覚、嗅覚、味覚）とい
う感覚（器官・機能）はよく知られている。心理学（生理学）では、触覚
は皮膚感覚とされ、そこに触覚、圧覚、温覚、冷覚、痛覚が含まれる。さ
らに、運動感覚、平衡感覚、内臓感覚も加わる。これら諸感覚を束ねる役
割を担うものに、中村の指摘する「**共通感覚**」（common sense）がある。
特に、ソーシャルワークとの関連で、この共通感覚の意味は大きいので、
以下やや詳しく説明しておく。

共通感覚
common sense

B. 共通感覚

　なぜ「共通感覚」が重要なのか、たとえば次のような指摘から考えてみ
よう。

> 　病に苦悩する人、あるいは死と直面して生きる人とともに歩むという立場
> に立たされたとき、私たちは往々にして、自分のほうが高い目の位置から世
> 界をよく見ているという錯覚に陥りがちである。そういう錯覚は奢りにさえ
> なりかねない。病む者の感受性と思索は病を知らぬ者には想像もできぬほど、
> 鋭敏で深い。病む者とともに歩もうとする人は、何はともあれ病床のそばに
> 座り、病者の目の位置にまで自らの目の位置を下げ、そこから見えてくる世
> 界を凝視し、病者が語る言葉に耳を傾け、病者から学ぶことを出発点にしな
> ければならない。
>
> 　　　　　　　　（柳田国男『あけぼの』11月号，聖パウロ女子修道会，1987）

　これは、病む者を誠実に理解しようとするのであれば、文字通り、相手
の立場に立ちそこに身を置き、見えてくる世界や病者自身の言葉に耳を傾
けることを説く指摘である。一見すると、視覚と聴覚を研ぎ澄まし感じら
れることを手がかりに、病む者の理解を深めることが大切だということで
ある。確かに、見ること−視覚も、聴くこと−聴覚も、他者理解のために
は欠かせない重要な感覚である。ソーシャルワークにおいても、利用者の
ことをよく観察し、傾聴することは欠かせない。しかし、見ること−視覚
だけで、あるいは聴くこと−聴覚単独で、利用者という他者を理解できる
わけではない。見ることも聴くことも、場合によっては触れることも嗅ぐ
ことも、感覚的なことすべてを動員し、利用者の理解に努める。これがソ
ーシャルワークの利用者理解・他者理解の本質である。この"総合的な"
感覚、あるいはすべての感覚を束ねて"統覚"としての役割を担っている

のが、中村の言う“共通感覚”（common sense）である。共通感覚は、第六感ともいわれているが、それは6番目の感覚というよりも、表に出て目立つ形で現れる感覚ではなく、図に対する地として、“述語的な統合”[5]としてその役割を果たす。先の指摘との関連では、病者を理解するためには、病者とともに歩み、そばに座り、文字通り物理的な意味でも相手の立場に立つことが求められる。そして、“からだでわかる”“相手の身になる”といった、表現困難な**体性感覚**でもある。ソーシャルワーカーは、さまざまな情報によっては得がたいことを求めて、利用者のことを“からだでわかる”ために、家庭訪問等のアウトリーチを試みる。また“相手の身になっ”て追体験しようとする。共通感覚に関しては、のちに、援助活動における「共感」との関連性と相違とを明確にする。

C. 感性的理解

　利用者の感性的理解に関して、利用者の知（性）的理解との関連で気になるエピソードがある。「お年寄りに話しかけることに関しては、たまに実習や訪問で来る高校生や大学生より小学生の方がずっと上手だというのだ。『子どもたちは、とにかく部屋に行って話しはじめるんですよ。』ところが、高校生や大学生は、まず『お年寄りには何を話せばいいのか、どうあるべきか……』と考え込んでしまい、なかなか自然に話しかけられないことがしばしばある」という[6]。これは、老人ホームのスタッフが日常的に目撃する光景である。このエピソードによって、知（性）的理解そのものや、その有力な手段となる高齢者に関する知識や援助技術を否定してしまうことはあまりにも乱暴すぎる。あるいは、高齢者を理解するには、子どもに立ち還る必要があるということも、手放しで推奨できるわけではない。注目したいのは、高齢者に関する専門的知識や援助技術、あるいはそれらに支えられた高齢者の知（性）的理解は、先に指摘した、体性感覚と密接に関連する共通感覚、言わば“からだでわかる”“相手の身になる”といった感性的理解が基盤になってこそ大きな意味を発揮する、ということである。そうであるならば、援助者にとっても、子どもたちによる高齢者とかかわる姿勢から学ぶ点は多い。援助活動に携わるスタッフも、これまでの知識・技術偏重の研修や学びとともに、あるいはそれ以上に、体性感覚や共通感覚を洗練させること、“からだでわかる”“相手の身になる”かかわり方を文字通り体験学習していくこと、これらが求められていることを再確認しなければならない。

　ここまで、感性の内容や種類、感覚機能との関連、共通感覚の意義、

等々に簡単に触れてきた。感性の構造的理解というには、あまりにも簡略な整理にすぎないが、その一端は見えてきた。次に、対人関係における感性の方向性を踏まえ、援助関係において感性はどのような意味をもっているのか、ということに足を踏み入れていこう。

2. 感性の方向性と対人関係

A. アフェクトとセンス

先に、感性の英語の一表現として**アフェクト**（affect）という言葉があることを示した。この言葉は他の感性表現以上に、他者や他のものとの関係・かかわりを強調することは、各種の英語関連辞書等からも明白である。たとえば、『小学館ランダムハウス英和大辞典』[7] によれば、情緒、感情、気持ちを表す言葉であると同時に、あるいはそれ以上に、他者や他のものに、作用したり、影響を及ぼしたり、変化をもたらす表現である。実は、感覚を表す英語表現である**センス**（sense）にも共通している部分が多い。センスは、第一義的には感覚作用・機能・能力・器官等を含みもつ感覚そのものを示し、より意識レベルに近い洞察、認識とともに、思慮、分別、良識をも表す。また、行動の意義、真義、言動の意図、理由、価値なども含む。さらに、言葉の"意味"を表す場合にも用いられる。英語のセンスに相当するフランス語のサンス（sens）は、以上の意味とともに、物理的、社会的、そして時間的にも一定の方向性を示す方向（感覚）、趣向、見当という使い方もされる。

アフェクトもセンスも、他者や他のものとの関係やかかわりを前提にしている。時には関係そのものの表現である。そこで、対人関係における感性の方向性を考察し、援助関係における意義を検討してみよう。

B. 感性喪失の病理

ドイツの精神医学者**ブランケンブルク**は、"自然な自明性の喪失"の訴えを繰り返す**統合失調症**患者の言動を克明に記録している[8]。ここで示される患者の言動を通してわれわれは、目立った形でそれと自覚されることは少ないが、日々この日常を現実感溢れるものとして経験できるのは、見

アフェクト
affect

センス
sense

ブランケンブルク
Blankenburg, Wolfgang
1928-2002

ることや聴くこと、触れることを通して、身の周りにあるものや、われわ
れ自身のからだ、昨日・今日・明日というような時間感覚が秩序あるもの
として、活き活きと意味あるものになっているからこそ、ということがあ
らためて理解できよう。"共通感覚"は、視覚、聴覚といった個々の感覚
を、"自然な自明性"として活き活きとした現実感や普段は自覚されない
次元で"**述語的統合**"としての役割を果たしている。数多くの精神科医が
報告する**離人症**（性障害）も、自然で自明な現実感覚が欠如する例として
解釈できる。ある患者は語る。「自分というものがまるで感じられない。
自分というものがなくなってしまった。自分というものがどこか非常に遠
いところに行ってしまった。いまここでこうやって話しているのは嘘の自
分です。何をしても、自分がしているという感じがしない。感情というも
のがいっさいなくなってしまった。嬉しくもないし悲しくもない……」(9)。
この現実感覚の喪失は、視覚や聴覚等の個々の感覚は機能し、色や形は識
別でき、音声も聞き取ることができるにもかかわらず、何を見ても素晴ら
しい光景や風景として、また感動的な音楽として感じられない事態を招く。
共通感覚が働かないがための自明性の喪失である。別の離人症患者は次の
ようにも言う。「他人の心を感じることができないというのは恐ろしいこ
とだ。私にとって家族とは幽霊のようなもの、私と夫との間には空虚しか
ない。ベッドに寝ていても、まるで宙に浮いているみたいだ。何もかもが
死んでしまったように動かない、何かが見えていても、それが見えている
ということがわからない。何にも見えないのだ。これは心の眼の故障だ。
何もかも平板で、長さも奥行きもない。人の姿がまるで幽霊みたいに宙に
浮いて見える。犬の吠声が、まるで世界の向こう側からみたいに聞こえて
くる。ちゃんとした吠声には聞こえない」(9)。共通感覚の喪失は自分自身
の感覚作用の統合の喪失ばかりではなく、他者との感覚の共有といった、
対人関係の方向性の喪失をも意味している。

　中村は、視覚や聴覚等の諸感覚の述語的統合の役割を果たす「共通感
覚」の存在を指摘し、人間にとっての感性的なものの意義を強調した。そ
して、のちに「**臨床の知**」(10)を展開し、臨床家の実践にも大きな影響を与
えたことは周知の事実である。が、「共通感覚」の対人的・社会的方向性
には、少なくとも主題としては取り組んでいない。それは、共通感覚の英
語表現のコモン・センス（common sense）が一般的には"常識"を意味
し、多数の人に共有される知的側面を批判するためには避けられなかった
陥穽であったのだろう(5)。中村の共通感覚論は、知性（知的側面）の批判
的考察を通して、人間にとっての感性的側面の重要性の指摘とその復権と
いうことに関しては功績が大きかった。しかし、共通感覚の対人的・社会

的方向性の検討に関しては手薄になったということだろう。

　多数の人に共有されている社会的な共通感覚の存在が重要であることは、先の離人症患者の二番目の訴えの中でも明らかである。この社会的な共通感覚の存在は、対人的なソーシャルワーク活動を遂行する、ソーシャルワーカーにとっての基本姿勢でもある「共感（的理解）」を検討するうえでも大切である。対人的な共通感覚の方向性について、次に検討しよう。

C. 反省過多

　各種の援助者や人とかかわる職種の人に多く見られる **"反省過多"** [11] という自分自身に向けられた姿勢・態度がある。"反省過多" とは、自分はこうあるべきだ、とか、こうありたい、という理想像や自分なりの目標像を仕立て上げ、それにそぐわない自分の行動やあり方があれば反省し、矯正するという姿勢に見られる志向全般をいう。もちろん悪い点を矯正するということ自体は、批判されるべきことではない。しかし、悪い点にばかり、あるいは理想像にそぐわないところばかりに目を向けると、現実の自分自身の全体像からはかけ離れてしまう。ひたすら自分自身の至らぬところ、悪いところを改めようと努力する。他者から見られた自分自身を想定し、よい自分、好かれる自分でありたいと自分向きの視線となる場合が多い。そして、他者そのものへの視線は弱まっていく。"反省" と一般に言われる様式は、こうした仕組みになっている。クラブ活動や各種グループ活動のミーティングは、その多くが反省会で、悪い点至らぬ点を自らが振り返り改める姿勢を打ち出すことが圧倒的に多い。かつてテレビコマーシャルに "反省ザル" が登場し、流行語になった背景には、ここでいう "反省過多" の文化のようなものが存在するからではないだろうか。

　地域社会のソーシャルワーカーの研修で、「どんな援助者になりたいと思っていますか」と質問すると、必ず上位を占めるものに「信頼されるソーシャルワーカー」というのがある。信頼されるソーシャルワーカーになるために、大概の努力は厭わない、こうした援助者がいかに多いことか。もちろんこのことは、よりよい援助者を目指して努力を惜しまないという意味で大切なことである。しかし、真によりよい援助者になるためには、援助者としての自分に目を向け、信頼されない面があれば改めるといった志向ばかりに縛られた反省過多の援助者である以前に、明日をも知れない、あるいは裏切られるかもしれない利用者を目の前にして、援助者自身がその利用者を信頼できるか、ということのほうが重要になるはずである。援助者としての自分自身に目がいくのか、それとも、利用者そのもののあり

方に気づいてどのように働きかけていくのか、こういった言わば感性の方向性の問題は、援助者にとっては**生命線**にかかわる大きなテーマである。

D. 開かれた感性、閉じられた感性

　援助職の多くに見られる"反省過多"の感性的志向性は、他者から見られた自分自身への過敏性、あるいは傷つきやすさ・自意識過剰（sensibility）である[12]。この志向性の持ち主は、日常的には"いい人"場合によれば"尊敬すべき人"であって、自己に厳しく他人にやさしいあり方を、地で行くような人である。ところが、より深くかかわり続けていくと、厳しい対人関係上の局面や、解決困難な問題に直面すると、他者への気づきや指摘はほとんどなく、解決困難な問題には、努力している自分の姿勢を見せることは多いものの、問題そのものの困難な理由や解決策の提案というものはほとんどない。こうした人は、他者そのものへの気づき・感受性や問題そのものの解決の糸口を探り当てようという感性的方向性（sensitivity）[12]に乏しく、そういった他者の存在や問題そのものに向けては鈍感か、無関心でさえある。

閉じられた敏感性
sensibility

開かれた感受性
sensitivity

　他者に向けて**閉じられた敏感性**（sensibility）と他者へと**開かれた感受性**（sensitivity）。援助者にとってより重要な方向性は、他者へと開かれた感受性であることは疑う余地もない。共通感覚を、感覚の述語的統合とともに、対人関係や社会性の側面として、特に援助者にとって必要な"共感"する力として強調するのは、以上からも当然のことである。次節では、他者への感受性と共感の問題、それらを洗練させる方法を検討する。その前に、ある意味では援助者以上に、周囲の人間や社会に関して感受性豊かな（sensitive）**精神障害者**の、社会にとってのセンサー（sensor）としての役割の一端を見ておこう[13]。

E. センサーとしての精神障害

べてるの家
1984（昭和59）年に設立された北海道浦河町にある精神障害等を抱えた当事者の地域活動拠点。

向谷地生良
1955–

　「べてるの家」で精神障害者と生活をともにする体験から、人間本来の生き方の方向性を学ぶ向谷地生良は、精神障害者は誰よりも精度の高い「生き方の方向性を定めるセンサー」を身につけた、この世になくてはならない人たちであることを強調する[14]。その存在は、経済成長を続ける右上がりの社会の、右上がりの人生の幻想に疑問を投げかける。と同時に、本来人間の誰にでも訪れる死へと向かう右下がりの人生を自覚し、人生の時間を共有し生きている実感の伝わりの中で、自然に癒し合い互いの存在

を認め合うことを可能にする。誰もが避けられない、病い、障害、老いへと目を背けることなく、引き受けることからしか、それらを乗り越えられないことをも教えてくれるセンサーとなる。それでも、病気のないこと、健常者であること、若くあること、これらに向けて「夢よもう一度」とばかりに無理をすると、その途端、特に精神障害者は、「再発」や「発作」というかたちで、その昇る生き方の誤った方向性に待ったがかけられることになる。いわば、精神障害者の存在そのものが、社会そのものの誤った方向性を気づかせてくれるセンサーとなっている。

　本来の人間の存在としてのあり方に気づき、その生をともにし、共存・共生し、共感していく姿勢が、ソーシャルワークの専門職には求められる。そして、援助関係において共通感覚を洗練し磨き続ける義務がある。対人援助専門職としてのソーシャルワーカーの仕事とは、そういうものである。

3. 対人援助専門職と感性

A. 感情労働

感情労働
emotional labor

　対人援助の専門職といっても、その専門性は異なるし、現場における役割等も、その現場における必要性に応じて異なる。毎日のように人間の死に直面して自らの業務に精一杯取り組む**看護師**もいれば、統合失調症という精神障害を抱えつつも、何とか地域での暮らしを続ける利用者を見守り続けるソーシャルワーカーもいる。自らの慌ただしく、時には苛酷ともいえる現場での出来事に出くわしても、何とか仕事を続ける人の中には、次に挙げるような人も少なくない。ある**対人関係トレーニング**に参加した看護師の例である。

　26歳の若さだというのに、この看護婦（師）さんには、明るさがまったく感じられず、端的にいえば大変陰気で小心そのものだった。グループの中ではもちろん、休憩時間などに誰かと1対1ですわっている時にも、いつも顔を伏せ、ことばをかけられればやっときこえる声で短い返事はしたが、自分から口をきくことは決してなく、ましてその表情に動きがみられることもなかった。グループが回を重ね、何人かのメンバーがひとり、またひとりと感動的な気づきの瞬間を重ねてゆき、グループのみんながそのことに共感しあう、という生き生きとしたプロセスの中でも、彼女はまったく表情を変える

こともなく、ただ身をかたくするばかりだった。

　「みんなが感動していることが頭ではわかります。でも私自身はどうしても実感になりません。」

（早坂泰次郎・北林才知『喜怒哀楽の心理学』創元社，1984，pp.19-20）

　感情労働としての対人援助職の代表ともいえる**看護職**の世界では、患者の死に直面しても「看護師はプロとして涙は見せられない」という教育が一般的に行われてきた。その結果、「日常的に死に直面せざるを得ない病棟に勤務している看護師の中には、自らの悲しみを抑えることに慣れ、涙すら出なくなり、いつしか能面のような表情の乏しい顔になっていった」[15] 例も決して稀ではなかった。**失感情症**ともいえるこうした例は、先に挙げた「離人症」の病理とは本質的に異なる。にもかかわらず、共通点も確認できる。前節で、共通感覚の**述語的統覚**の側面とともに、その社会的・対人的局面における具体的展開が、少なくとも対人援助専門職には求められることを指摘した。この看護師の例は、この意味でも決して見過ごせない事態である。失われた感情・感性を取り戻し、むしろ他者へと開かれた感受性（sensitivity）を育てていくためには、それなりのトレーニングや体験学習といった教育の機会等が必要である。ここでは、**スーパービジョン**と**対人関係トレーニング・グループアプローチ**を見ていこう。

スーパービジョン
supervision

B. スーパービジョンの必要性

尾崎新
1948-2010

　尾崎新は、ソーシャルワーカーの"自然体"の利点について、以下３つを挙げている[16]。

①「自然体」は、適切な判断を進める基礎である。

②「自然体」は、**クライエント**が自然なかたちで援助に参加する契機となる。

③「自然体」は、クライエントが自己認識を豊かにする契機となる。

　この自然体とは、援助者の自由で柔軟な援助姿勢・構え・態度と重なった表現である。本章とのかかわりでは、精神と肉体、受動と能動、知性と感性、これらが分かたれる以前の、体性感覚を基盤にした共通感覚に近い表現でもある。加えて、援助という対人的・社会的に展開される活動の中で発揮されるような基本姿勢・態度でもある。自分への否定的な感情をもちあわせている場合が多いクライエントの身構えを解し、クライエント自身が柔軟で自由な自分自身を取り戻し、自分自身を多面的に捉え、援助の共同的側面を積極的に担えるようにしていく契機ともなり得るのが、この援助者の基本姿勢・態度としての"自然体"である。

尾崎はこのように、自然体の利点を認めつつも、それが援助者の個人的な人生体験や限定された生活知識に依拠した「自然発生的な自然体」[16]にとどまる限り、自ずとその限界と危険性があることを指摘する。「自然発生的な自然体」は、個人的な人生経験や限定された生活知識に依拠しているがために、その援助経験は、援助者全体の経験としては蓄積困難である。個人のいわゆる"勘^{カン}"と"骨^{コツ}"にとどまる場合が多いことになる。また、援助者の移動に伴い、援助（関係）の質と内容が急激に変質し、その結果クライエントの不必要な混乱を招くこともある。さらに、個人のカンとコツにとどまる限り、やがてそれは"偏り"以外の何者でもなくなってしまう危険性も孕んでいる。

これらの限界と危険性を克服していく1つの有力な方法として、尾崎は、援助者の専門的成長を促すスーパービジョンの可能性について触れる。スーパービジョンは、たとえば"**燃え尽き症候群**"のさなかにあって、先の失感情症的な状態に近いあり方をしている援助者を支える支持的・援助的機能もその範疇にあることはよく知られている。尾崎は、「自然発生的な自然体」を否定するのではなく、むしろそれを活かし、援助者の個性や"持ち味"にまで高めることを推奨する。そのためには、援助者個々が、自らの「自然発生的な自然体」をスーパービジョンという方法によって、「自覚した自然体」「吟味した自然体」[16]を獲得する必要があるという。「自然発生的な自然体」の有用性と危険性を見極め、「自覚した自然体」「吟味した自然体」として充分活用できるようになるまでスーパービジョンは続く。

燃え尽き症候群
burnout syndrome

C. グループアプローチの意義

スーパービジョンとは別の角度から、特に援助者の感受性の訓練といったことを主軸にして展開されるのが、対人関係トレーニングである。

自らも対人援助職の対人援助グループという対人関係トレーニングの実践者である**佐藤俊一**は、対人援助職にとって感受性を洗練させていくことがなぜ必要なのか、ということについていくつかの重要な視点を提示する[17]。

佐藤は、「感受性」（sensitivity）とは、人が人にかかわる実践を行う対人援助職にとって根幹にかかわるテーマである、としたうえで、先に指摘した感性の方向性と基本的には同様のことを語っている。感情や感性的なこと全般を大切にすることは、援助職にとっても、それ以外の人にとっても重要なことである。しかし、一般的には"感情的なこと"には否定的な視線が向けられることが多い。それは、感情や感性的なことを大切にして

佐藤俊一
1952–

いるのではなく、感情の赴くままに事態を任せたり、当の本人が感情に振り回されている状況がイメージされるからであろう。この事態は、他者のあり方や気持ちを感じ取り、そしてそれらを的確に受けとめて発せられる言動とは大きく異なる。元々ある自分自身の不安や自信のなさから、他者から見られている自分自身に過敏（sensibility）になっているだけの場合が多い。対人援助職に求められる感性の方向性は、他者の存在そのものや他者の気持ちをありのままに感じ取り、そして引き受け、気づいたことを的確に伝えていけるような言動へとつながる感受性（sensitivity）である。それは他者へと開かれた感性の方向性である。

　佐藤は、グループで運用される対人関係トレーニングやグループスーパービジョンの形態で、感受性を磨き、実践力にまで高めようとしている。グループでの学びが、他のメンバーやグループそのものと〝ともに学んでいく〟特徴があり、グループの人間関係の中で気づかされたり、人とかかわる基本的態度の発見や再発見が可能だからである。他者の気持ちを了解したり、自分の気持ちを相手に伝えたり、あるいは場合によっては、相手から自分でも気づかなかった自分自身のあり方を突きつけられたり、ということも起こる。こうした現実を目の当たりにし、場合によってはそれが不愉快に感じられることもある。それでもそれを放棄しないのは、そうしたことを伝えたり突きつけたりするメンバー同士が、互いに相手を大切にしたいからこそ、あるいは真剣にグループの中で学ぶ者同士が「ともにいたい」からこそ可能なことである。グループによる対人関係トレーニングやグループスーパービジョンの醍醐味と利点はこの点にある。

　それでは、現実の援助活動で実践力につながる感受性は、どのように展開されるか。利用者自身でさえも気づいていないその人のあり方、あるいは問題点に、援助関係の中で援助者が気づく場合などが挙げられる。ややもすると援助者は、これまで苦労して築いてきた援助関係を壊したくないがために、それに気づいていても見て見ぬ振りをする場合もある。また、よい援助関係を維持するために、当たり障りのない表現をするばかりで、はっきり伝えない場合もある。しかし、はっきりと伝えていかなければ、これからの援助活動が真に利用者にとって意味あるものに展開していく見込みがない場合もある。その場合に援助者は、敢えて嫌われるかもしれないことを伝えていく必要さえある。それは、利用者とは違った視点からその生活の展望を図ることができることを意味するのであり、援助者の感受性を実践力へと高めていけるかどうかの岐路に差し掛かる問題でもある。と同時に、実は、援助者の専門性の展開ということにかかわる重要なことでもある。

4. ソーシャルワークの専門性と感性

A. 共感

　ここで、先にも触れた“共感”の問題を検討しておこう。

　“共感”とは、「相手の立場に身をおいて、相手が考えていること、感じていることを自分自身の中に取り入れ、相手の内的世界に似た世界を自分の中につくりだすことであり、また相手の気持ちを思いやりながらも、判断の自由を保持することが大切である」[18]。まずは、相手の身になり、相手と同じように感じ物事を捉えることであり、相手が体験したことを追体験することで、相手の状態と自分自身を合わせようと**同一化**や**感情移入**を図ることである。このことは、たとえば、他の誰もわかってくれない“**生活のしづらさ**”に、一人**孤立感**を感じ**孤立無援状態**になっている障害者や高齢者にとっては、藁にもすがるような理解者の出現として、大きな意味をもつことは間違いない。家族のメンバーや、古くからの友人がその役を取ることもあるだろう。ソーシャルワーカーもその一員となってくれたら、本当に心強いことになるだろう。

　ところが、専門的な援助活動を展開するソーシャルワーカーであれば、ここだけにとどまるものではない。専門的な意味での共感とは、尾崎が指摘するように、「クライエントの問題や感情をクライエントの立場に即して理解する」[16]とともに、援助者とクライエントの両者が「たがいの感情や意向に振りまわされず、相手の意見を棄却したり、反論する自由をもてる」ことである。“判断の自由を保持する”とは、まさに、同一化や感情移入だけではなく、気づいたことがあれば、それが互いの意見のくい違いであれ、存在そのものの“ちがい”であれ、互いに指摘し合えることである。クライエントの立場に近づこうと同一化や感情移入を図るとともに、それでもまったく同じ立場に立つことができない場合も多々ある。むしろ、だからこそ、違う立場から意見や提案、助言もできることが、援助の専門性の展開ということになる。それは同時に、「自然発生的な自然体」から「自覚した自然体」「吟味した自然体」への具体的展開であり、他者との関係の中で自分自身のあり方を発見し、それを実践力として高めていけるという専門性の具現化ということになる。

B. ソーシャルワークの専門性

　他者へと開かれた感性は、クライエントとの対人的場面だけではなく、より広い社会的側面においても、その実践的な専門性を展開していくために、必ず求められる。たとえば医療や看護のように、どちらかというと1つの領域に限定して縦に掘り下げていく専門性とは対照的なことが、ソーシャルワーク専門職には求められる。生活の領域全般に向けて、横に広がっていく専門性、あるいは縦に掘り下げていくにしても、掘り下げていけばいくほど、クライエントにとって横の連携が必要になる、そんな専門性の中にソーシャルワーカーはその身を置く。コミュニティにおける多職種との連携・協働を実践するために、まずはそれぞれの職種のできること、できないことを確認する。そして、職種上の専門性の違い、時間的制約の異同、これらさまざまな"ちがい"を明確にし、確認し合えなければ、連携も成り立たないし、協働も進まない。それぞれの"ちがい"を超え、むしろ"ちがい"があるからこそ、それぞれの意見をクライエントにとって真に実り豊かな連携・協働の中で反映し合える。そうした活動の**リーダー・コーディネーター**としての開かれた感性（sensitivity）が、特にソーシャルワーク専門職には求められるのである。

注）
(1)　バイステック，F.P. 著／尾崎新・福田俊子・原田和幸訳『ケースワークの原則—援助関係を形成する技法（新訳改訂版）』誠信書房，2006.
(2)　中村雄二郎『感性の覚醒』岩波書店，1975，pp.26-33 および、第2章の全体（pp.35-100）にわたってこの関連性について記述されている。
(3)　福井康之『感情の心理学—自分とひととの関係性を知る手がかり』川島書店，1990，p.4.
(4)　いわゆる感性に総合的に取り組んでいるものとして、以下を参照のこと。
　　Strasser, S., *Phenomenology of Feeling*, Pittsburgh, Duquesne University Press, 1977.
(5)　中村雄二郎『共通感覚論—知の組みかえのために』岩波現代選書27，1979，p.116.
(6)　金子郁容『ボランティア—もうひとつの情報社会』岩波書店，1992，pp.31-32.
(7)　小学館ランダムハウス英和大辞典編集委員会編『小学館ランダムハウス英和大辞典（パーソナル版）』小学館，1980.
(8)　ブランケンブルク，W. 著／木村敏・岡本進・島弘嗣訳『自明性の喪失—分裂病の現象学』みすず書房，1978.
(9)　木村敏『自覚の精神病理—自分ということ』紀伊國屋書店，1978，p.17, 22.
(10)　中村雄二郎『臨床の知とは何か』岩波書店，1992.
(11)　早坂泰次郎「感性と人間関係」日野原重明編『アートとヒューマニティ』中央法規出版，1988，pp.88-90.
(12)　早坂泰次郎『人間関係学序説—現象学的社会心理学の展開』川島書店，1991，p.248.

(13) たとえば、以下を参照のこと。
　　 Straus, E., *The Primary World of Senses*, New York, Free Press, 1963.

(14) 向谷地生良「"べてるの家"から学ぶもの」岡上和雄編『「精神障害」を生きる』
　　 現代のエスプリ367，至文堂，1998，pp.136-137.

(15) 高橋照子「対人援助職の体験者の視点から」畠中宗一編『関係性のなかでの自立
　　 ―情緒的自立のすすめ』現代のエスプリ508，至文堂，2009，p.159.

(16) 尾崎新『対人援助の技法―「曖昧さ」から「柔軟さ・自在さ」へ』誠信書房，
　　 1997，pp.28-31, p.31, pp.41-43, p.98.

(17) 佐藤俊一「対人援助職と感受性―不確実なことを決断する態度」畠中宗一編『対
　　 人関係トレイニング―IPRトレイニングのすすめ』現代のエスプリ495，至文
　　 堂，2008．ここで佐藤は一貫して「トレイニング」と表記しているが、本章にお
　　 いては「トレーニング」という表記のほうが一般的であると判断した。

(18) 日本社会福祉実践理論学会編『社会福祉実践基本用語辞典（新版）』川島書店，
　　 2004，p.30.

▌理解を深めるための参考文献

● 中村雄二郎『共通感覚論―知の組みかえのために』岩波現代選書，1979.

哲学者中村雄二郎の論理的展開は、臨床家にとってはやや抽象的で難解に感じられる
かもしれない。けれども、共通感覚を自分自身の臨床と関連づけて考えれば、その具
体性は見えてくる。臨床家自身が日々経験している自明性を、あらためて問い直す際
にも光を放つ名著である。

● 尾崎新『対人援助の技法―「曖昧さ」から「柔軟さ・自在さ」へ』誠信書房，1997.

臨床における感性の機微やそれを明確にすることの意義が、厳しさと同時にやさしさ
も感じさせながら表現されている著書である。対人援助職にとっての重要なことが、
専門用語ではなく、日常言語で語られている。援助職が自分の言葉で、利用者へと語
りかけるよう、要請しているのかもしれない。

● 佐藤俊一『対人援助グループからの発見―「与える」から「受けとめる」力の援助
へ』中央法規出版，2001.

対人援助専門職にとってのグループアプローチの意義が明確化された著書である。
"信頼される援助者"以前に、自ら"信頼する援助者"であるのかどうかを問う、真
の援助者像へと迫る臨床の著書である。

● 村上靖彦『ケアとは何か―看護・福祉で大事なこと』中公新書，2021.

ケアにとって、知識、技術以前に大切なことを明確にしている。ソーシャルワーク専
門職にとっての感性の問題を考える際にも極めて示唆することの多い著書である。

　本文の中で、ソーシャルワーカーは、援助関係において、利用者とのちがいに気づいて、それを伝えていくことが大切であることもある、と書いた。そして、場合によっては、利用者にとって、"嫌われ役"を引き受けても、敢えてそれを伝えていかなければ、援助活動が展開しないこともある、とも言った。さらに加えて言うならば、利用者そのものが、利用者の状況や援助者との考え方のちがい等に気づくのを「待つ」ことも大切である。利用者の気づきを「待つ」のは、"嫌われ役"を引き受けることよりも、ソーシャルワーカーにとって遥かに辛くきついこともある。ソーシャルワーカーの感受性よりも、利用者自身の感受性を育み、気づきへと展開できるように、最善を尽くした後には「待つ」しかないのである。「待つ」「聞く」は、一般には受身の姿勢として、その消極性が批判の的になる場合も少なくない。しかし、「傾聴」は、それ自身がソーシャルワーカーのなくてはならない重要な資質・技量（度量）である。そして、積極的に「待つ」ことも、器量の大きいソーシャルワーカーにはよく知られているし、求められもするのである。

　あなたは、"信頼されるソーシャルワーカー"を目指す前に、利用者を"信頼し""待つ"ことができますか。

第5章 ソーシャルワークのシステム志向・思考

クライエントのウェルビーイングを高める、その目的を達成するためには「その場しのぎ」や「木を見て森を見ず」の取組みでは限界が伴う。本章では、クライエントの生活問題が発生している「構造」に焦点を当て、より効果的な支援を導き出す、ソーシャルワークのシステム志向・思考を取り上げる。

1

システムとは何か、システム理論の概要やその発展の変遷を確認しながら、システムの基本を理解する。

2

ソーシャルワークのシステム志向・思考とは何かを確認する。そして、ソーシャルワークがシステム思考をいかに用いてきたのか、その用法の実態や歴史的変遷を理解する。

3

システム志向・思考がソーシャルワークにもたらすものや、ソーシャルワーク実践をさらに豊かにするために、近年、システム思考で重要視されているレバレッジについて理解する。

1. システム理論の概要と変遷

A. システムとは何か

システムとは、一般に「複数の要素が有機的に関係し合い、全体としてまとまった機能を発揮している要素の集合体」(『広辞苑』)とされる。すなわち、システムには「要素」と「相互のつながり」「機能」がある。身近なもので例示すれば、生物の消化器系が考えられる。口、歯、唾液、食道、胃、胃液、腸、腸液など、それぞれの場所で必要な酵素が出され、食物を栄養素に分解し、吸収し、血流に乗せ、不要なものを排泄物として外に出す。ここでは、口、胃、腸など、それぞれの要素が相互のつながりをもって集合しており、その機能によって生物は生命の維持に必要な栄養を摂取できる。同様に考えていけば、多くのものがシステムであることに気がつく。人、動物、学校、企業、都市、経済、政治、地球、太陽系、銀河などさまざまなものをシステムとして捉えることができる。ソーシャルワークと関連する、個人、家族、集団、組織、地域、国家もシステムである。

システムを体系化してきた理論は、第一世代から始まり、第三世代にまでわたる。本節では、各世代のシステム理論の概要を確認していく。

B. 第一世代システム理論

ベルタランフィ
Bertalanffy, Ludwig von
1901-1972

生物学者の**ベルタランフィ**は、生物の理解における「機械論」と「生気論」の論争(生物は一種の機械なのか、何か霊魂のような身体とは別なものがコントロールしているのかという議論)に対して、生物とは各器官が外界と相互作用する開放システムであると結論づけた[1]。そして、このシステムの状態は情報によって維持・制御されるとし、1945年に**一般システム理論**を提唱した。

生物に留まらず、原子や分子、電子回路やコンピュータといった人工物、社会における集団など、ミクロからマクロに至るまでさまざまな現象がシステムとして捉えられるとし、システム一般に適用される原理の展開を試みるのが一般システム理論である。

一般システム理論の理解において重要となる概念には、①全体性、②境界と開放性および階層性、③相互依存性、④目的志向性、⑤動的平衡性、

⑥自己制御性などが挙げられる。

①**全体性**　全体は部分の総和ではなく、部分の算術的総和以上のものである、あるいは、全体を部分や要素に還元することはできないという考え方（holism）に基づく。各部分や要素をバラバラに理解しても、システム全体の有り様の理解は難しいという事実が論拠となっている。

②**境界と開放性および階層性**　システムを認識するとき、その内側と外側を想定できることから、システムには境界があるとするものである。この境界の設定は認識の仕方によって異なるが、システムのほとんどは境界の外側から、情報やエネルギー、物質のやり取りを行うことで存続を可能としているために開放性が認められる。細胞の浸透圧調整はその一例として代表的なものであろう。また、システムの境界を設定したとき、境界の外側には、そのシステムを含んだより大きなシステムの存在が考えられる。つまり、より大きなシステムからすると、当初設定したシステムは下位となり、当初設定したシステムからすると、より大きなシステムは上位となる。このようにシステムには、上位システムや下位システムといった階層性が存在する。具体例として、下位システムに細胞を置くと、人（人体）は上位システムとなり、社会は更なる上位システムとなる。

③**相互依存性**　システムが他のシステムと相互に影響を与え合っている事実を捉えたものである。たとえば、あるシステムに機能不全が生じると、他のシステムにその影響が波及し、他のシステムまで機能不全に陥ることがある。人体では、腎臓の機能が不全となれば、身体全体に老廃物が蓄積し、他の臓器の機能不全を起こし、最悪の場合、死に至ることもある。ここに、システムの相互依存性が考えられる。

④**目的志向性**　システムには何らかの目的があり、その目的の達成のために動く特性があるとするものである。たとえば、企業というシステムは経営者や従業員によって構成され、利益を得るという共通の目的に向かい、たとえば家というシステムは壁や屋根、窓、床などの要素が、人の快適な暮らしという共通の目的に向かうものとして説明できる。

⑤**動的平衡性**　システムに対する情報などの入力と出力の流れの中で、システムが持続的に自己維持していく有り様を捉えたものである。たとえば、川の流れは目の前にある瞬間だけではなく、別の日時でも同じように見えるが、実際は同じ水が流れることはない。海から蒸発した水が雲となり、その雲が雨を生み、山に降り注ぐ循環が川を作り出している。このように、現象の構成要素内における入れ替わりがあっても、その現象が維持される場合を動的平衡性として考えることができる。

⑥**自己制御性**　システム内に問題が起きても、システム自身が安定状態を

キャノン
Cannon, Walter
Bradford
1871-1945

ホメオスタシス
homeostasis
生体における恒常性維持。

ウィーナー
Wiener, Norbert
1894-1964

サイバネティクス
cybernetics

パーソンズ
Parsons, Talcott
1902-1979
構造機能主義に立ち、
AGIL 図式（Adaption =
適応、Goal-attainment =
目標達成、Integration =
統 合、Latency = 潜 在
性）という社会システム
の 4 つの機能的要件を整
理した。

ウルリッヒ
Ulrich, Hans
1919-1997

プロープスト
Probst, Gilbert Jean
Bernard
1950-

自己組織化
self organization

保とうとする性質である。自律神経による体温調節やホルモン分泌による血糖コントロールといった人体における恒常性の維持が代表的な例である。これは、**キャノン**による**ホメオスタシス**の概念と関連するものである。

　一般システム理論とほぼ同時期に、**ウィーナー**によって**サイバネティクス**という概念も提唱された[2]。ウィーナーはフィードバック制御について研究を進めていた。フィードバック制御とは誤差修正であり、システムの出力（結果）を入力（原因）側に戻し、システムを制御することである。第二次世界大戦下にあっては、標的となる敵の航空機の動きを予測し、弾道と敵機の動きを一致させ、発射するタイミングと角度に関して適格な判断ができる高射砲、これらの作業を自動で行う制御装置の開発が急務であったこともあり、このような研究が進められた。このフィードバック制御は、人体において目標物を掴む際の目と脳、手、指の動きなどを模倣して整えられた。たとえば、目の前に置かれたコップを正しく掴めるのは、目で認識したコップの位置情報をもとに、脳から手や指の筋肉に指令が出て、コップまで手を伸ばし、指がコップを掴めているのかを目で確認しながら、その作業を行うからである。もし手を伸ばす途中で目を閉じてしまうと、フィードバック制御がうまく働かないため、コップを掴めないことがある。身近なものでは、温度調節を目的とするエアコンのシステムがフィードバック制御を上手く活用している。エアコンには自動温度調節機能があるが、設定温度に達した際、それ以上に稼働し続けないように自らを制御する。なお、このようにシステムの恒常性を保ち、形態を維持し、逸脱を元に戻そうとするためのフィードバックを負のフィードバックという。反対に、システムの基本構造を超えて、発展的な変化が発生するようなフィードバックを正のフィードバックという。

　こうした情報の通信と制御の観点からフィードバックを定式化していったものがサイバネティクスである。生物をシステムとして捉えようとした一般システム理論に対し、サイバネティクスは通信工学と制御工学を融合し、生物を模倣してシステムを考えた学問である。いずれにせよ、開放システムを中心に据えた動的平衡と自己制御が主要であり、第一世代システム理論として位置づけられる。これらは、社会学者の**パーソンズ**が**社会システム論**を提唱する際の基礎ともなった。

C. 第二世代システム理論

　第二世代システム理論には、**ウルリッヒ**と**プロープスト**が原理を整理した**自己組織化**が挙げられる[3]。システムが能動的に自らのメカニズムに準

拠して自らを変化させていくものであり、多くは開放システムにおける動的非平衡や秩序形成を中心的に検討してきたものである。雪の結晶の成長や、思考・学習に伴う神経回路の構築など、環境条件に対応して形態を変化させながら成長するものが自己組織化の代表例である。自己組織化においては、システムにおける逸脱やゆらぎはシステムの存在を脅かす要因とはならず、システムを様子の異なった存在や構造へと導く要因となる。自己組織化に基づくシステムでは要素間の関係が変動し続けることが基本だが、要素の集合そのものはどのように定められるのか、その境界はいかに形成されるのかが問題となる。この問題と向き合うことが、次の第三世代システム理論の発展につながった。

D. 第三世代システム理論

　第三世代システム理論として、**マトゥラーナ**と**ヴァレラ**の提唱した**オートポイエーシス**が挙げられる[4]。自己産出や自己創出と訳される場合が多い。オートポイエーシスは、社会学者の**ルーマン**が社会システムを観察し、記述していく方法としても用いられた。オートポイエーシスには、①自律性、②個体性、③境界の自己決定性、④入力・出力の不在という4つの基本性質があるとされる。特に、④の入力・出力の不在は、オートポイエーシスの特異性として知られる。その内容としては、生物といったシステムはその観察者の視点から見ると開放系で入力・出力を行うものとして認識されるが、そのシステム自身の視点から見ると、観察者の視点から見ていた入力・出力は、あくまで自己産出のプロセスに内包されているにすぎず、外部との相互作用のない閉鎖システムと捉えられ、入力・出力は存在しないと結論づけるものである。その意味で、生物は細胞など自身の構成要素を繰り返し産出し、自己を維持しているためオートポイエーシスシステムとして考えられる。反対に、非オートポイエーシスシステムの代表としては自動車が挙げられる。自動車は運転手からの働きかけ（入力）があって、初めてその機能を発揮（出力）できるからである。このように閉鎖系を基本モデルとし、観察対象システムの観察の視点を意識している点は**ネオ・サイバネティクス**にも通ずる部分がある[5]。

マトゥラーナ
Maturana, Humberto
Romesín
1928-2021

ヴァレラ
Varela, Francisco Javier
1946-2001

オートポイエーシス
autopoiesis

ルーマン
Luhmann, Niklas
1927-1998
社会システムをコミュニケーションが要素となる、意味を構成する体系と捉え、パーソンズとは対照的に多次元的・相互補完的なシステムとして唱えた。

ネオ・サイバネティクス
neocybernetics
観察者自身もシステムに組みこまれ、「二重のループ」による閉鎖系が形成される仕組み。複数の観察者の相互観察によって、実在世界が析出されるというモデル。

2. ソーシャルワークとシステム

A. ソーシャルワークにおけるシステム志向・思考

　ここまでシステムの概要とその理論の変遷を見てきたが、ソーシャルワークにおけるシステム志向・思考とは何か。本章で取り扱う2つの「シコウ」について、それぞれの定義を述べる。

　「志向」とは、一般に「意識が一定の対象に向かうこと」「考えや気持ちがある方向を目指すこと」である。つまり、ソーシャルワークの**システム志向**とは、「ソーシャルワークが対象とする事象について、システムとして捉えることに意識が向いているさま」を指す。

　ソーシャルワークは、より効果的な実践を展開するために、自ずとシステムを志向する。なぜなら生活課題の多くは、要素還元主義的（抽象的で複雑な事象を複数の単純な要素に分割し、それぞれの要素を理解することで、元の複雑な事象を理解しようという立場）で直線的なものの見方のみでは限界が伴うからである。たとえば、ある地域で貧困問題が深刻化し、生活保護の個別相談件数が増加したとする。個々の相談に対して、生活保護という既存の制度を活用することで、救われる人がいるかもしれない。しかし、そのような直線的で部分に焦点化した対処のみでは、その地域の貧困問題の根本的な解決は難しいことが予想される。この地域の貧困問題はどのようなメカニズムで起きているのか、どうすれば地域の貧困問題を軽減でき、発生を予防できるのか、そういった切り口で貧困問題の全体像や円環性を捉え、地域の生活課題に取り組む視点も求められる。このような視点を意識したとき、ソーシャルワークのシステム志向が現れ出る。

　一方で「思考」とは、広義には「思いや考えをめぐらすこと」であるが、狭義には「何らかの目標達成や問題解決のために行う一連の情報処理」を指すこともある。**ストロー**は、**システム思考**を「望ましい目的を達成できるように、要素間の相互のつながりを理解する能力」と定義する[6]。これらを踏まえ、ソーシャルワークのシステム思考とは、「ソーシャルワークにおける目標達成や課題解決に向けて、要素間の相互のつながりを理解する能力」と捉えることができる。

　ソーシャルワークは、より効果的な実践の展開を求めて、積極的にシステム思考を用いてきた。1950年代〜1960年代に誕生した**家族療法**では、

ストロー
Stroh, David Peter
1950–

システム思考
systems thinking

88

先述の**ベルタランフィ**が提唱した一般システム理論の影響もあって、**家族システム論**が提唱されることとなり、ソーシャルワークにも援用された。また、1958 年に**ハーン**がソーシャルワークにシステム理論を初めて導入し、1970 年代には、**ゴールドシュタイン**や**ピンカス**と**ミナハン**、サイポーリン、コンプトンとギャラウエイらによって、より積極的に取り入れられた。それらを受けて、1980 年代に**ジャーメイン**らによって**生活モデル**が展開され、1990 年代には**メイヤー**らが、**エコシステム視座**を提唱し、応用展開が可能となった。以上の功績が、現代のジェネラリスト・ソーシャルワークの隆盛につながっており、現在のソーシャルワークで「包括性」「統合性」「全体性」が論じられるのも、システム思考を活用してきた結果である。ここからは、ソーシャルワークがシステム思考をいかに用いてきたのか、その詳細を確認していきたい。

B. ソーシャルワークと家族システム論

　従来、精神医学において病因は、個人の遺伝子や生化学、精神内的発達の不完全性など直線的因果関係に基づく思考で想定されていた。しかし、システム理論の登場から、家族との相互作用や家族内におけるコミュニケーションの循環にも関心を強めるようになる。家族システム論に基づく支援は、先述したシステム理論のほか、**ミラー**が 1970 年代に提唱した**生体システム理論**や、ベイトソンのダブルバインド理論などを背景に発展してきた。その特性には、①開放性、②複雑性、③円環性が挙げられる[7]。それぞれ、前節のシステム理論と重ねて考えることが可能だが、①の開放性は、家族の下位システム（家族構成員）や上位システム（職場や近隣、学校など）の変化が家族全体に影響を与えると捉え、各システム間の影響を受けている家族全体という認識のもと、支援を展開しようとするものである。②の複雑性は、家族システムにはその下位・上位システムに適応しようと、その形態を維持あるいは変容させるフィードバックが見られるということである。家族はその構成員の変化によって他の構成員の役割が変容し得るし、家族全体の関係性の変化が起こり得る。また、家族の上位システムで起きている変化を家族システムで消化し、その結果（出力）を家族の上位システム（入力）側に戻すというフィードバックを繰り返しながら存続しており、これらの視点を踏まえ、支援を検討していく。③の円環性は、原因は結果であり、結果は原因であると捉えるような思考であり（円環的因果関係）、システム内の要素は相互に影響し合っているという前提に立つものである。たとえば、よく迷子になる外出好きな子どもが両親から外出

ハーン
Hearn, Gordon
1914-1979

ゴールドシュタイン
Goldstein, Howard
1922-2000
システム理論を活用してユニタリーアプローチを展開し、戦略、ターゲット、段階の 3 次元からソーシャルワークを統合的に捉えた。

ピンカス
Pincus, Allen

ミナハン
Minahan, Anne
1925-2005

ジャーメイン
Germain, Carel Bailey
1916-1995

メイヤー
Meyer, Carol H.
1924-1996

ジェネラリスト・ソーシャルワーク
generalist social work

ミラー
Miller, James Grier
1916-2002

生体システム理論
ミラーは生物体システムを下位から上位の順に、細胞、器官、生体、集団、機構、社会、超国家の 7 つのレベルに分け、その開放性や相互作用を説明した。

ベイトソン
Bateson, Gregory
1904-1980

ダブルバインド理論
メッセージとメタメッセージが矛盾する状況（二重拘束）に置かれることとして、ベイトソンによって提唱された。

構造派家族療法
1960年代にミニューチン（Minuchin, Salvador: 1921–2017）により提唱された家族療法の一派についても付記しておく。「家族構造」すなわち、家族の「システム構造」に重きを置くアプローチ。通常、家族には夫婦、親子、同胞といった「サブ（下位）システム」があり、各システム間には「境界」（心理的距離）が存在していると考える。なかでも「世代間境界」に着目し、「家族構造」を変化させることにより、家族構成員が抱える課題の解決を実現しようとする方法。

を禁止され、親子関係に葛藤が見られる場合、直線的因果関係に基づけば、「わがままな子ども」「過保護な両親」といった悪者探しを行うような発想になるが、円環的因果関係を用いると、親子間コミュニケーションの悪循環から脱出を図り、家族システムの変容に焦点を合わせることとなる。

　ソーシャルワークでは、支援対象であるクライエント、家族をアセスメントし、介入のポイントを見極める際に家族システム論が用いられる。家族に問題解決や意思決定を委ね過ぎる、あるいは、福祉サービスの利用を手厚くし過ぎるといったソーシャルワーカーの介入によって、家族機能の低下を生じさせないためにも、家族システムの内と外に生じる相互作用に焦点を当てる家族システム論には有用性がある。

C. システム理論を用いてソーシャルワークを捉える

　ピンカスとミナハンは、システム理論を応用してソーシャルワークを分野横断的な視野で捉え、ソーシャルワーカーやクライエント、協働する関係機関や関係者、働きかけの対象などのダイナミックな相互関係について体系的な理論の構築を試みた。

チェンジ・エージェント
change agent
変革を促す、変革の担い手のこと。

　そして、ソーシャルワークにおける、①**チェンジ・エージェント・システム**、②**クライエント・システム**、③**ターゲット・システム**、④**アクション・システム**の「4つのシステムモデル」を1973年に提唱している[8]。

　①チェンジ・エージェント・システムは、ソーシャルワーカーとその所属機関が相互作用するシステムである。②クライエント・システムは、クライエントやその家族、地域社会が相互作用するシステムである。③ターゲット・システムは、ソーシャルワーカーとクライエントの問題解決のために働きかけの標的となる相手や機関などが相互作用するシステムである。④アクション・システムは、クライエントの問題解決のために協働して活動する人たち（ソーシャルワーカーやクライエントを含む）の間で相互作用が起こるシステムである。

　これら4つのシステムには、重なり合う部分が想定される。たとえば、クライエントは、クライエント・システムでありながらも、ターゲット・システムの変革や問題解決の際に協働するアクション・システムともなり得る。また、クライエント個人の変容が問題解決にとって重要となる場合は、クライエントがターゲット・システムとなることもある。

　このようにソーシャルワークについて、システム理論を応用して捉えることは、誰が、誰のために、何を、誰と共に変革しようとしている実践なのか、全体像を容易に把握でき、実践を言語化する際にも役立つ。

D. エコシステム視座とソーシャルワーク

　ソーシャルワークにシステム理論を無条件に取り入れることには、限界もあった。システム理論における人間的とは言い難い科学的な表現や抽象的な解説がソーシャルワークに馴染まない部分があり、浸透が阻まれた。その状況を受け、ジャーメインは人間主義と科学の2つの関心における隙間を埋め、相互補完的な関係に導くため、積極的に生態学の視点を取り入れた。その結果として提唱されたのが生活モデルである[9]。生態学自体もシステム理論の影響を受けてはいたものの、生活モデルは人間と環境の交互作用や時間的な動きの大枠を捉えることに焦点があり、人間と環境のシステムの動きを正確に理解する点やソーシャルワーク実践の展開の枠組みを整理する点において課題が残された。

　そこで、メイヤーらは生活やその問題をより正確に客観的に理解するために、システム理論と生態学の視点を統合し、人間と環境の交互作用に着目しながら、多くの変数が相互に関連し合っている全体状況を洞察する方法として**エコシステム視座**を提唱した[10]。

　中村は、エコシステム視座のもつ4つの特質を挙げている[11]。1つ目は、問題の見方を変化させる視点である。エコシステムの概念は、焦点をクライエントのパーソナリティと行動機能の理解からクライエントとエコシステムの間に存在する交互作用の理解に移すため、ソーシャルワーカーだけでなく、クライエントにとっても、問題の複雑さと時間やシステムの変化に応じた問題理解を行うことを促す。2つ目は、複雑でシステマティックな問題状況について客観的な説明を可能にする点である。エコシステム視座は、ソーシャルワーカーに支援の目的や方向性を示唆し、問題や対象を理解する広範で動きのある視点をもたせてくれる。3つ目は、アセスメントとの密接な結びつきである。エコシステム概念の実践による具体化は、アセスメントの方法や手続きの展開と連動する。4つ目は、エコシステム視座をもとに支援を具体化する際、**ミクロ実践**から**マクロ実践**までを包含する広範な過程を展開する点である。エコシステム視座はこれまで比較的に軽視されてきたマクロ実践（クライエントにとっての環境への働きかけ）とその具体的方法に目を向けている。これら4つのエコシステム視座の特質は、各々が相互に関連しており、複雑な生活問題の解決に高い可能性を秘めているとされる。

　加えて、太田は「実践という人間的な生活を支援する営みにアプローチするには、方法過程の流れを実体として把握できる構想がどうしても必要である。それは、人間と環境からなる生活支援過程にチャレンジできるエ

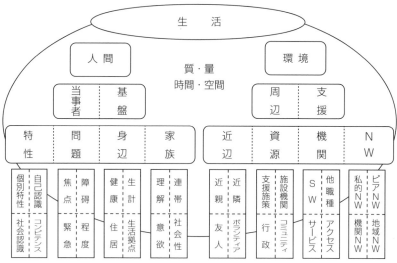

図 5-1　生活のエコシステム

出典）太田義弘「ソーシャルワークの臨床的展開とエコシステム構想」『龍谷大学社会学部紀要』第 22 号，2003，p. 5.

コシステムという発想以外に今のところ適当な方法はない」[(12)] と述べている。そのうえで、エコシステム視座から人と生活の整理を試みている（**図5-1**）。

　システム理論に欠けた人間の生活動態の把握を、生態学によって補ったソーシャルワークだが、それによってシステム思考を弱体化させないように意識した結果、誕生したものがエコシステム視座といえよう。現代のジェネラリスト・ソーシャルワークにおいては、エコシステム視座からの社会生活上の役割やストレス、**ストレングス**の把握等、クライエントの社会関係や問題解決能力にかかわる理解が重要とされている。

ストレングス
strengths

3. システム志向・思考がソーシャルワークにもたらすもの

A. ソーシャルワークへのシステム理論導入の意義

　ここでは、第一世代から第三世代にわたるシステム理論の特性をおさえることが、ソーシャルワークにとっていかに有意義なのか、検討していく。

　まず、第一世代システム理論における「**全体性**」の認識は、前節でも述べたが、ソーシャルワークが要素還元主義に陥らないようにしてくれる。付け加えて言及するならば、クライエントの生活を理解していくうえでも、生活においてさまざまな要素が集まり、総和以上の結果として現在の生活が成立しているという視点や、生活の一側面を理解しても、生活全体の理解には及んでいないという視点を提供し、安易な介入とならないように洞察する機会をもたらしてくれる。

　「**境界と開放性および階層性**」の認識は、クライエントやその家族を、境界をもつ存在と捉え、開放性によって常に集団や組織、地域などの上位システムとの情報のやり取りの中で生存していることを意識させる。この意識は、いかに状況が硬直し、閉鎖的で変容が考え難い生活問題の構造であっても、変化し得るという期待を喚起してくれる。

　「**相互依存性**」の認識は、クライエントの生活のある要素に機能不全が生じると、他の要素においても機能不全が起こり得ることを連想させ、生活問題の深刻化を防ぐため、察知する能力を培うことに貢献し得る。また、クライエントと他のシステムの相互作用から、他のシステムの変容がクライエントへの利益や不利益につながることを気づかせ、より広い視野でクライエントの利益を擁護していく可能性を高める。

　「**目的志向性**」の認識は、クライエントやその家族、地域といったそれぞれのシステムが何らかの目的達成に向けて動いていることを気づかせてくれるだけでなく、ソーシャルワーカーがチェンジ・エージェント・システムとして存在するには、クライエントのウェルビーイングを高めるというシステムとしての目的を見失ってはならないことを意識づけてくれる。

　「**動的平衡性**」の認識は、実践に関係するクライエントやその家族、地域の関係機関などが絶えず自らを更新しつつも、持続的に維持していく姿を示してくれる。それは、ソーシャルワークがその現実に入り込み、その更新や持続的維持を衰退させないように、そして、時に新たな変容へと導

くように、一時一時を大切にして働きかける実践であることを自覚させてくれる。

「**自己制御性**」の認識は、ソーシャルワーカーの働きかけによって、クライエントや家族、その地域などに変容の兆しが見えても、元に戻ろうとする力が働く可能性を気づかせてくれる。また、クライエントやその家族の生活に問題が起こっても、クライエントや家族の対処力によって安定を維持できる可能性を示唆してくれる。それらの可能性を踏まえて、実践を組み立てていく必要性を明示し、実践に深い見通しを与えてくれる。

「**フィードバック**」の認識は、ソーシャルワークにおける調節機能を捉える際に有用となる。太田は、ソーシャルワークにおけるフィードバックを、「人間と環境から成り立つシステムで人間を意志決定させ行動に導き、その行動が環境に働きかけ変化させることで人間に最適な新しい環境をもたらすために、またその環境が将来の意志決定に作用していくために情報提供を制御する機能」[13]と捉える。ここでは、ソーシャルワークにおける人間の意志決定、行動、環境との相互作用、そこに生じる調節機能について、フィードバックの活用によって説明を容易にしている。ソーシャルワーク実践の展開過程は基本的に、「1 ケース発見／課題の把握と認識（エンゲージメント）」⇒「2 情報収集と課題分析（アセスメント）」⇒「3 支援目標策定／支援計画立案（プランニング）」⇒「4 支援の実施（インターベンション、モニタリング）」⇒「5 支援の終結（エバリュエーション、ターミネーション、アフターケア）」という一連のプロセスを辿り、さらに支援実施後のフィードバック過程を包含した専門支援過程の展開に他ならない[14]。プロセスの中でフィードバックを強調することで、展開過程における調節機能の説明が可能となる（**図5-2**）。

次に、第二世代システム理論の「**自己組織化**」については、ソーシャルワークにおける「**ゆらぎ**」[15]概念と関連が深い。自己組織化の援用は、クライエントやソーシャルワーカーの「ゆらぎ」が、支援において歯痒く厄介なものではなく、クライエントの生活を再編成する原動力となることを示唆し、そこに向き合う意味を強化してくれる。

そして、第三世代システム理論の「**オートポイエーシス**」については、山戸が**ニード**概念と引きつけて、「社会システムがニードの発見をきっかけにオートポイエーシス的システムとして、ニードに対応する構成要素を作り出していくことにより、新たなシステムを作り出していく」[16]と述べている。そのうえで、このオートポイエーシスの援用によって、「利用者（当事者）を含む住民の役割、**エンパワメント**や**アドボカシー**の役割を果たす社会福祉専門職としての存在を明確に示すことができる」[16]と考察している。

ゆらぎ
クライエントや家族、支援者などが経験する動揺、葛藤、不安、迷い、わからなさ、不全感、挫折感などの総称とされる。

ニード
need
ある種の状態が、一定の基準に満たず、改善の必要性が社会的に認められるもの。

エンパワメント
empowerment

アドボカシー
advocacy
クライエントの権利擁護のための活動を意味する。

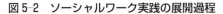

図5-2　ソーシャルワーク実践の展開過程

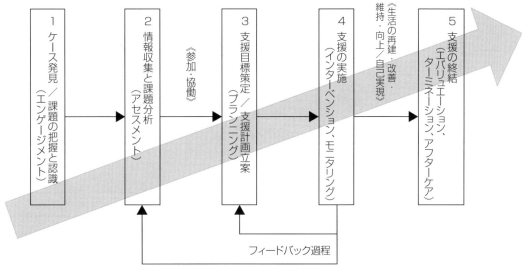

出典）筆者作成.

　その他、太田がソーシャルワークへのシステム理論導入の意義について、以下のように整理しているが大いに参考になろう[13]。

①人間科学への哲学が発想の基礎にあり、その姿勢が理論構築に具体化されていること。

②人間の生活など生態的理解を必要とする事象の把握に、システム的思考は最適の方法であること。

③生活という統合性をなす基本的概念を、統合的全体性（holism）として認識し、考察する視点が固有であること。

④統合的全体性の基礎には、それを構成する要素の分析的思考方法という伝統的視点を内包しており、構造分析という視点からの意義も深いこと。

⑤人・問題・状況などの説明概念としても、系統立った思考方向を示唆しており、論理的で説得力があること。

⑥既成の実践モデルやアプローチと相克するものではなく、むしろ、それらの独特な実践展開の特徴を創造的に補強する思考方法として大きな意味をもっていること。

⑦システム発想の原理ともいえる要素の複合関係、つまり流入するエネルギー・資源・情報に対応してシステムのもつ安定、均衡、相互変容、循環などの調整過程を通じてコントロールする機能は、ソーシャルワーク実践を展開する発想に示唆深いものをもっていること。

⑧システム理論は、ものの見方であるから、理論を用いて解説されたシス

テムは、実体としてシステムそれ自体ではないが、理論によって抽象的に概念化された思考方法を用いて実体のもつ本質に迫ろうとしていること。

ここまでを要約すれば、ソーシャルワークにおけるシステム理論の導入は、ソーシャルワークに広い視野と奥深さ、本質を見抜く力、説得力を付与し、実践をより豊饒化させるといえるだろう。そして、ソーシャルワーク実践において、その広さや深さゆえに言語化や概念化、抽象化が難しい事象に対し、シンプルかつ的確な表現を可能とする糸口となろう。

B. VUCA 時代におけるシステム思考の有用性

ソーシャルワークは、1950 年代よりシステム思考を用いながら、自らを発展させてきたこと、そして、ソーシャルワークへのシステム理論の導入には多くの意義があることを確認してきたが、現在においてその有用性をどのように考えることができるだろうか。

昨今は、**VUCA 時代**と言われる。VUCA とは、Volatility（変動性）、Uncertainty（不確実性）、Complexity（複雑性）、Ambiguity（曖昧性）の 4 つの単語の頭文字を並べた造語であるが、多用されるようになってきた。それは、変化が激しく予測が困難な社会情勢が続いているためであろう。新技術の開発が進み、その普及が生活に急激な変化を及ぼすことや、COVID-19、地震や台風などの自然災害、ロシアのウクライナ侵攻などが社会や経済に大きな影響を与え、人びとの暮らしを一変させている現実がそこにはある。このような社会情勢において、人びとのウェルビーイングの安定や増進を図るには、VUCA によって高まっている生活問題の難易度に対応できる力が求められる。

その際、システム思考は有用となるであろう。実際にストローは、このような社会情勢の中で、「システム思考の原則とツールを活用すれば、より少ないリソースで、より永続的に、よりよい結果を得ることができる」と述べ、システム思考がよりよい結果につながる理由について、次のように整理している[6]。

・いかに自分自身が、知らず知らずのうちに、自分が解決しようとしている問題そのものを生み出しているかについて、気づきやすくなる。
・自分自身の意図、思考、行動について振り返り、それを変容させることで、他者に対して最大の影響をもたらすポイントに対する働きかけから始めることができる。

- さまざまな利害関係者に対して、短期的な自己利益を求める行動ではなく、長期にわたってシステム全体の効果を高める行動を促す。
- 善意の解決策が長期的にもたらすマイナスの結果を予期し、それを避けることができる。
- レバレッジの効く施策を見つけ出せる。
- 継続的な学習を促し、支える。

　特に、ストローは社会変革をシステム思考に基づき検討しており、慢性的かつ複雑な社会問題の解決においては、直線的な思考法よりも「システム思考の方が適している」と述べ、直線的な思考法での対処は、「無自覚に問題を永続させることになりやすい」[6] と断言している。

　このようにシステム思考は VUCA の時代だからこそ、更なる有用性が期待でき、ソーシャルワークにおいても社会変革をもたらす実践展開への期待が高まりつつある昨今の状況下では、親和性が高く、より積極的に用いるべきものであろう。

C. レバレッジとは何か

　先述のストローの引用において、触れられていた**レバレッジ**とは何か。レバレッジとは、「より少ないリソースで、より永続的に、より良い結果を得ること」[6] とされる。レバレッジのない場所で議論を重ね、リソースを投入しても、予期せぬ結果や副作用によって成果を打ち消されかねない。システム思考を用いると、システムの全体像、本質を突き止め、より少ないリソースの投入によって、望ましくない変化を抑えながら、より大きな望ましい変化を持続的に生み出せるような介入場所を検討することが可能となる。このような、介入場所は**レバレッジ・ポイント**と呼ばれる。

　レバレッジ・ポイントのイメージとしては、人体における体液や気の流れの中で見いだせるツボのようなものとされる。また、複雑なシステムにおけるレバレッジ・ポイントは、しばしばわかりにくいものであり、何かに従えば必ず行きつくわけではないとされる。さらに、システムをよく知る人たちであっても、しばしばレバレッジとは反対の方向に押してしまいがちであるとされる[17]。

　具体的にレバレッジ・ポイントを見つけるためには、今まで行われてきたいかなる働きかけが、システムが機能するための条件を損ない、関係者たちの力を奪っているのか、そして、逆にいかなる働きかけが、システムが成果を発揮するための最適な条件を整え、関係者たちを力づけるのか、

レバレッジ
leverage

レバレッジ・ポイント
leverage point

それらの探求を必要とする。ストローは特に社会変革において、レバレッジの効いた介入策を見つける際に、以下の4つを有用なものとして紹介している⁽⁶⁾。

①システムが現在どのように機能しているかについて、気づきを高める
②重要な因果関係を「配線し直す」
③メンタル・モデルを変容する
④目的を支える目標、測定基準、インセンティブ、権限構造、資金調達の流れの一貫性を保つことによって、選択した目的を強化する

メンタル・モデル
mental model
人が無意識のうちに対象にもっているイメージや先入観を指す。

　やや抽象的な説明が続いたが、ここからはストローが著書において紹介する、具体的な**ホームレス問題**の解決を考える事例からレバレッジを捉えていきたい⁽⁶⁾。

　ホームレス問題の解決に向けては、路上生活者向けの緊急一時保護サービスとなる「**シェルター**」や永続的な住居となる「**恒久住宅**」といった社会資源が求められることは容易に想像できるが、どちらの社会資源がどの程度機能することによって問題解決に向かうのか、イメージできるだろうか。シェルターが十分に確保されていないと、ホームレス問題の解決にはつながらないと考えるだろうか。

　実際に、ミシガン州カルフーン郡では、ホームレス問題の解決に難渋していた時期があった。そこでは、資金提供者が恒久住宅の確保について費用対効果が大きくないと考え、路上生活者が利用するシェルター運営において成功した事業者への助成を継続していた。その結果、シェルターを運営する事業者たちは何年もの間、別々に仕事をし、協力し合うというよりも、助成や資金をめぐって競い合う状況にあった。そして、シェルターは滞在できる日数が限られている応急処置的な対処に過ぎず、その後は路上に戻らざるを得ないため、路上生活者の人数は一向に減らなかった。すなわち、シェルターへの偏った投資は、路上生活者を減らすことにはつながらず、ホームレス問題の解決を滞らせていたのである。

　その気づきを得た、コミュニティの指導者グループが中心となって、自治体、州政府、連邦政府の役人および企業経営者、事業者、ホームレスの当事者たちと合意形成を図り、2006年より「ホームレスをなくすための10年計画」の策定を行った。そこでは、現在のシステムがホームレス問題への応急処置的な対処としては十分であるが、ホームレス問題の撲滅には向かっていないという気づきの共有が図られた。その共有によって、元々は助成や資金をめぐって競い合っていた、シェルターを運営する事業

者たちが、住宅都市開発省の資金について、ある事業者の運営する恒久住宅プログラムへ再配分することに全員一致で決定するに至った。

このように特定されたレバレッジ・ポイント（この事例では、シェルターへの依存を減らし、恒久住宅に投資すること）への働きかけを中心に、10年計画が立てられ、手ごろな価格で入居できる恒久住宅の整備などの施策が実行された。そして、路上生活者のための恒久住宅の確保にコミュニティとして投資を続けていくことで、2007年から2012年の6年間で、リーマンショックの影響もあり失業率が34％増え、立ち退きが7％増えたにもかかわらず、ホームレスの人数が14％減少した。シェルターはホームレス状態を一時的に緩和するので、恒久住宅の整備といった、より根本的な解決策を実施しようとする人びとの意欲を減らしていた部分もあった。応急処置的な対処がコミュニティの根本的な解決策を実施する能力を低下させる悪循環を生じさせていたのである。ホームレス問題の解決には、恒久住宅に移り住む人びとの流出を増やすことが重要であった。

この事例は、ストローが提唱した4つの視点がそれぞれ意識され、レバレッジの効いた介入がなされたことで、根本的な問題解決に向かった一例といえよう。近年、**ハウジングファースト**が提唱されるのは、システム思考でホームレス問題のレバレッジ・ポイントを捉え、根本的な解決策を模索した結果ともいえるだろう。

ハウジングファースト
housing first
路上生活者への支援において、継続的に安心して暮らすことのできる住居の確保を第一とする考え方。

D. レバレッジとソーシャルワーク

システム思考を用いると、レバレッジを探知することができ、より効果的な問題解決策を検討できる点について確認してきたが、ソーシャルワークにいかに援用できるだろうか。

ソーシャルワークにおいては、個人や家族の支援をする中で明らかとなった地域や社会の構造的問題の解決を目指し、個人や家族の支援に還元するというミクロ実践とマクロ実践の連関性がある。マクロ実践によって地域や社会の構造的問題を解決に導くことが、ミクロ実践においても、より根本的な解決策につながり、レバレッジと捉えられるだろう。

しかしながら、2018（平成30）年に公益財団法人日本社会福祉士会で行われた社会福祉士のソーシャルワーク機能に関する調査では、ミクロ実践よりもマクロ実践に取り組む機会が乏しく、マクロ実践が低迷している懸念が示唆された[18]。すなわち、ソーシャルワーカーには応急処置的で、事後処理的な対応に追われてしまい、より根本的な問題解決に乗り出せていない危惧がある。

先述のホームレスの問題解決に関する事例とも関連するが、より根本的な解決策の存在を知っていても、それをなかなか実行できないことは珍しくない。なぜならば、問題の根本的原因を取り除くように動くことは、より長い時間や多くの費用がかかり、より多くのリスクや不確実性に直面する可能性を伴うからである。反面、根本的な解決策ではない応急処置的な対処は、一時的であっても速やかにその問題を軽減できるために、そこへの依存を招きやすい。その結果、根本的な解決策の実施をますます敬遠するようになり、悪循環を生む。

　今こそ、システム思考でこうした悪循環に気づき、レバレッジを見つけ、クライエントのウェルビーイングを高めるために、好循環につながる働きかけの実行が求められているといっても過言ではない。それが、現代のソーシャルワーカーに与えられたミッションといえよう。そうであれば、システム思考やそこから見出すことのできるレバレッジは、ソーシャルワークにおいて決して手放すことのできないツールとなることは間違いない。ソーシャルワークがシステム志向となり、システム思考を用いることは、ミクロ実践とマクロ実践の双方にとって有益であり、必然ともいえるだろう。

注)
(1) ベルタランフィ，L. V. 著／長野敬・太田邦昌訳『一般システム理論—その基礎・発展・応用』みすず書房，1973.
(2) ウィーナー，N. 著／池原止戈夫・彌永昌吉・室賀三郎・戸田巌訳『サイバネティックス—動物と機械における制御と通信』岩波書店，2011.
(3) ウルリッヒ，H. & プローブスト，G. J. B. 著／徳安彰訳『自己組織化とマネジメント』東海大学出版部，1992.
(4) マトゥラーナ，H. R. & ヴァレラ，F. J. 著／河本英夫訳『オートポイエーシス—生命システムとは何か』国文社，1991.
(5) 西垣通・河本英夫・馬場靖雄「座談会　ネオ・サイバネティクスと 21 世紀の知」『思想』1035 号，2010，pp. 9–39.
(6) ストロー，D. P. 著／小田理一郎監訳・中小路佳代子訳『社会変革のためのシステム思考実践ガイド—共に解決策を見出し、コレクティブ・インパクトを創造する』英治出版，2018，p. 48，p. 26，p. 30，pp. 129–130.
(7) 遊佐安一郎『家族療法入門』星和書店，1984.
(8) Pincus, A. & Minahan, A., *Social Work Practice: Model and Method*, Peacock Publishers, 1973.
(9) ジャーメイン，C. B. ほか著／小島蓉子編訳『エコロジカル・ソーシャルワーク—カレル・ジャーメイン名論文集』学苑社，1992.
(10) Meyer, C. H., *Clinical Social Work in the Eco-Systems Perspective*, Columbia University Press, 1983.
(11) 中村佐織「アセスメント概念におけるエコシステム的視座の意味」『長野大学紀要』第 19 巻第 2・3 号合併号，1997，pp. 143–157.
(12) 太田義弘『ソーシャルワーク実践と支援過程の展開』中央法規出版，1999，p. 22.
(13) 太田義弘『ソーシャル・ワーク実践とエコシステム』誠信書房，1992，pp. 178–

179，pp. 74–75.

(14) 中村和彦『エコシステム構想によるソーシャルワーク実践教育の展開』北大路書房，2009，pp. 17–18.

(15) 尾崎新『「ゆらぐ」ことのできる力─ゆらぎと社会福祉実践』誠信書房，1999，pp. 263–299.

(16) 山戸隆也「社会福祉分野におけるニードと社会システムの変動に関する研究」『四條畷学園短期大学紀要』41 号，2008，pp. 39–46.

(17) メドウズ，D. H. 著／枝廣淳子訳『世界はシステムで動く─いま起きていることの本質をつかむ考え方』英治出版，2015，pp. 234–268.

(18) 公益社団法人日本社会福祉士会『ソーシャルワーク専門職である社会福祉士のソーシャルワーク機能の実態把握と課題分析に関する調査研究事業　報告書』厚生労働省ウェブサイト，2019（2023 年 7 月 17 日データ取得）.

▌理解を深めるための参考文献

● ストロー，D. P. 著／小田理一郎監訳・中小路佳代子訳『社会変革のためのシステム思考実践ガイド─共に解決策を見出し、コレクティブ・インパクトを創造する』英治出版，2018.

多くの人びとの困りごとを解決するために、社会変革をどのように引き起こしていくのか、システム思考を用いて分野横断的な協働による問題解決を導くための知見が積み込まれた一冊。ソーシャルワーク実践に対しても示唆深いものがある。

● メドウズ，D. H. 著／枝廣淳子訳『世界はシステムで動く─いま起きていることの本質をつかむ考え方』英治出版，2015.

起きている事象をシステムとして捉える視点、本質を掴むための知見が詳しく整理されているだけでなく、レバレッジの効いた方策についても広範に紹介されており、ソーシャルワーカーがシステム思考を身につける大きな一助となる。

コラム　理論は実践を支える―ゴールドシュタインに学ぶ

　昨今の社会福祉領域の実践（ソーシャルワーク）、あるいは制度や政策をめぐる動向や実状を考慮すると、「総合」や「統合」、「包括」といった用語に出会うことが多い。「総合相談」や「地域包括ケアシステム」がその代表例であろう。そこには単一や単独、単眼や単体でとらえず、複合や共同、複眼や関連の視野から発想していくことの重要性が見て取れる。そして、その発想を支える有力な理論として、本章で取り上げたシステム理論があることは疑いようのない事実である。

　本章内でも登場する**ゴールドシュタイン**は 1973 年、『Social Work Practice: A Unitary Approach』を著し、**一般システム理論**を導入した新しい視点と枠組みによる**実践理論（実践モデル）**を発表した。彼の著作の多くが和訳されておらず、日本において充分に理解されてきたとは言い難いが、彼の主著である上記『ソーシャルワーク実践―統合アプローチ』は、ソーシャルワーカーとしての豊富な経験を背景に、人の生活問題を複眼的、全体的な視点から捉え、実践を支える理論を明示し、その重要性を伝えた。筆者はいまから 40 年前に初めてソーシャルワークを学んだが、恩師がシステム理論に立脚したソーシャルワークを展開していたこともあり、そこでゴールドシュタインを知り、ソーシャルワーク実践理論に大いなる興味をもった。

　彼は数多くの論文と複数の書物を発表しているが、1984 年には『Creative Change: A Cognitive-Humanistic Approach to Social Work Practice』を公刊し（筆者は本書を指導教授の勧めから卒業論文で取り上げ、「認知的・人間性尊重アプローチ」として紹介した）、システム論がもつ機械論的側面を批判的に捉え、新しい人間理解の視点、実践理論の枠組みを提示した。この新しい実践理論には、昨今、ソーシャルワークの中核に位置づけられている、ストレングス、ナラティブ、対話実践等が登場する。彼は 2000 年 11 月、78 歳でこの世を去った（彼は、米・加の複数大学で研究と教育にあたった。筆者は、その内の Dalhousie 大学で 1 年間過ごす機会に恵まれたが、望外の喜びであった）。巷では今もなお「理論と実践の乖離」が話題になるが、「ゴールドシュタイン・ソーシャルワーク」は、色褪せることなく、理論が実践を支えることを強く意識させてくれる。

第6章 ソーシャルワークのミクロ・メゾ・マクロレベル

　個人と社会。ミクロとマクロ。誰もが聞いたことがあるこの区分は、社会科学において社会現象を理解するために大いに利用されてきた。社会が複雑化・多様化していくとともに、この区分は社会科学において疑問視されてきた場合もあるものの、いまでもなおこの二分法は社会科学に影響を与え続けている、という現状がある。

　そんな歴史的背景を踏まえつつ、今日のソーシャルワークがミクロ・メゾ・マクロレベルという区分を採用し強調するのはなぜなのか、検討してみよう。

1

　「ミクロ／マクロ」という区分の由縁を、経済学を参照しながら探る。そのうえで、近年のソーシャルワークがミクロ・メゾ・マクロレベルという三区分にしたその意味について、シュワルツの媒介理論を参照しながら、メゾレベルに焦点を当てつつ理解する。

2

　ミクロ・メゾ・マクロレベルを連続したものとして捉えられるのは、ソーシャルワークには明確な方向性があるからである。グローバル定義でそのことを確認したうえで、それぞれのレベルに介入するその具体的なあり様について検討する。

1. ミクロ・メゾ・マクロレベルの意味と対象

A. ミクロ・メゾ・マクロレベルの意味

[1] 近接社会諸科学から見たミクロ・メゾ・マクロレベルの特異性

　ソーシャルワークの初学者に限らず、かつてソーシャルワークを学んだ現場のソーシャルワーカーでも、**ミクロ・メゾ・マクロレベル**という用語を聞いたことがないという人は少なくないだろう。というのも、この3つの並列概念が日本のソーシャルワーク分野の中で使われだしたのは、2007（平成19）年の社会福祉士及び介護福祉士法改正を契機とし、より狭義には2021（令和3）年度からの社会福祉士の現行カリキュラム移行によって提示されたときからだ。

　とはいえ、これら3つの並列概念を知らないとしても、「ミクロ／マクロ」という、2つの対概念については聞いたことがない人はほとんどいないだろう。ソーシャルワークに近接する社会諸科学の中でも、「ミクロ／マクロ」という用語は昔から使われてきた。たとえば、社会学においてはその方法論に「方法論的個人主義／方法論的集合主義」[1]という対概念があり、これらの見方を前提にする社会学を「ミクロ社会学／マクロ社会学」と呼ぶことがある。経済学においては、いまでも大学の経済学部に「ミクロ経済学」「マクロ経済学」という、2つの科目名の講座が必ずあり、必修化されている。とはいえ、そんな近接社会諸科学においても、ミクロ・メゾ・マクロレベルという3つの並列概念は、今日のソーシャルワーク分野ほどには一般化されていない。

　それゆえ、ソーシャルワークにおけるミクロ・メゾ・マクロレベルの意味を知ろうとする、そんな私たちの前にまず立ちはだかる問いは、なぜソーシャルワークでは「ミクロ／マクロ」ではなく、ミクロ・メゾ・マクロレベルなのか、そして、それら概念がなぜソーシャルワークではここ十数年で一般化されてきたのか、この2つになる。ここから考えてみたい。

[2] 似た概念との異同

　なぜソーシャルワークでは、「ミクロ／マクロ」ではなく、ミクロ・メゾ・マクロレベルなのか。多くの人がまず頭に思い浮かべるのは、「ケースワーク／グループワーク／コミュニティオーガニゼーション」という、

3つのソーシャルワーク方法論との対応関係、もしくは「自助／共助／公助」という、日本の行政施策において語られる3つの用語との対応関係であろう。

　確かに、「ミクロ：ケースワーク、自助」「メゾ：グループワーク、共助」「マクロ：コミュニティオーガニゼーション、公助」という対応関係でソーシャルワークにおけるミクロ・メゾ・マクロレベルが説明されることもある。しかし、だからといって、これらは隙間なき対応関係を形成しているわけではない。隙間なき対応関係を形成しているのであれば、わざわざ2000年代以後にミクロ・メゾ・マクロレベルと言い換える必要がないからだ。では、実際には何がどうなっているのだろうか。社会科学において使われる専門用語は、用語そのものが独立して意味をもつのではない。必ず用語に先行する「ものの見方・考え方」（＝パースペクティブ）がある。そして、そのような先行する見方・考え方を踏まえることで、専門用語が意味を帯び、概念として把握される。そして、そんな先行する見方・考え方を規定しているのは歴史である。

　「ケースワーク／グループワーク／コミュニティオーガニゼーション」は、ソーシャルワーク方法論として概念化された専門用語である。ソーシャルワーク方法論は、近接社会諸科学にはない固有の理論を求めた、ソーシャルワークの積み重ねの歴史によって方向づけられている。したがって、それら歴史の積み重ねを踏まえずに、ケースワーク＝個人、グループワーク＝集団、コミュニティオーガニゼーション＝地域などと対応づけたところで、これら概念をわかったことにはならない。同様に、「自助／共助／公助」も、日本における社会福祉施策の積み重ねの歴史によって方向づけられており、その歴史の積み重ねを踏まえることなく、他用語と対応づけたところでこれら概念をわかったことにはならない。ソーシャルワーカーになるためには、それら歴史を学んだうえで、今日のソーシャルワーク方法論の見方・考え方、今日の日本の社会福祉施策の見方・考え方を踏まえて、適切に使えるようにならなければならない。

　それでは、ミクロ・メゾ・マクロレベルという3つの並列概念を支える見方・考え方と、そんな見方・考え方を生みだした歴史的背景とは何なのか。少なくとも「ミクロ／マクロ」という二分法がソーシャルワークに近接する他の社会諸科学でも広く使われている以上、これらがソーシャルワーク独自の対概念ではなく、社会科学全般の基礎的な対概念であるということはいえるだろう。そんな、「ミクロ／マクロ」という基礎的な対概念を支える見方・考え方、それが社会をシステムとして見る見方なのである。

[3]「ミクロ／マクロ」という対概念

　では、社会科学に通底する対概念である「ミクロ／マクロ」を支える、社会をシステムとして見る見方とはどのような特徴をもつのか。もちろん、社会システムもまた、その先行する見方・考え方によって多様な意味を帯びる概念ではあるが、ここでは今日のソーシャルワークにおけるミクロ・メゾ・マクロレベルという概念の一般化に多大な影響を与えた、ジョンソンとヤンカの「社会システムの構造を考察する時には、部分と全体の関係が第一の関心となる」[2] という指摘に目を向けてみよう。

　社会学者ルーマンは、システムは内と外の区別（システムと環境の境界）が引かれることを通じて成立するという[3]。「ユダヤ-キリスト教の伝統の遺産にしっかりと根付いている」[4]、そんな今日のソーシャルワークを支える社会科学では、社会を安定させる条件を模索するために、神を絶対的な外に区別して置くことは引き継ぎつつも、前近代的なあり方とは異なる別の区別を必要とした。それが「全体／部分」という区別であり、この区別は社会科学において社会を分類する際には「マクロ／ミクロ」という区分で呼ばれてきた[5]。もちろん、この区分は科学における絶対的な基準ではない。素朴に考えても誰もが思いつくだろう。マクロよりさらに上位のマクロはないのか、と。もしくは、ミクロよりもさらに下位のミクロはないのか、と。実際に、自然科学においては、マクロより上位のマクロを求めて、宇宙を対象化し、巨大な望遠鏡で、さらなる宇宙の果てまでも知り尽くそうとする。また、ミクロより下位のミクロを求めて、電子顕微鏡で原子核をも対象化し、さらにその奥の素粒子をも知り尽くそうとする。

　ところが、このように自然科学で見られる、あえて文字化すれば「ミクロ／マクロ／マクロマクロ／マクロマクロマクロ／……」や「……／ミクロミクロミクロ／ミクロミクロ／ミクロ／マクロ」といったような、区分を細分化するようなことを、社会科学は行わなかった。市民革命や産業革命、啓蒙思想を契機に誕生する社会科学においては、19世紀以後、常にすでに「ミクロ／マクロ」「部分／全体」という区分が先にあった。

[4] 経済学から考える「ミクロ／マクロ」

　世界が秩序をもつ、その根拠として絶対的に外にあり続けた前近代的な神を、社会科学はいったん脇に置く。そのうえで、あらゆる人が人権を持ち、あらゆる人が中心でありつつ、同時に、秩序も保たれる、そのような「社会」を成り立たせるための条件を、社会科学は探り続けてきた。そして、そのような社会を成り立たせるための条件と、その有効性をめぐり、社会科学においては、ミクロとマクロは常に対立し続けてきた。ただし、

ジョンソン
Johnson, Louise C.
1923–2016

ヤンカ
Yanca, Stephen J.
1946–2012

ルーマン
Luhmann, Niklas
1927–1998

ミクロとマクロは対立しつつも、社会科学の内側で、お互いが**弁証法**的に鍛え上げられるとともに洗練されていったのである。

　たとえば、上述した経済学における「ミクロ経済学／マクロ経済学」という体系を考えてみよう。経済学は、社会科学の中でも最も早くその科学的体系化に成功した社会科学の1つである。そんな経済学の「ミクロ経済学／マクロ経済学」という区分を、自然科学的な発想を踏まえて素朴に考えると、ミクロ経済学を細分化したミクロミクロ経済学や、ミクロミクロミクロ経済学、ミクロミクロミクロミクロ経済学……が立ち現れてもよいように思える。しかし、そうはならなかった。むしろ経済学においては、ミクロ経済学とマクロ経済学が常に対立し続けることで、経済学という「全体」がさらに発展し、経済学は社会科学の雄として今も残り続けている。

　この例えは抽象的な次元にとどまるものではない。極めて具体的かつ実践的な話でもある。「神の見えざる手」という表現によって象徴的に例えられる、**アダム・スミス**らによる**古典派経済学**の発想は、前近代的な神や王を中心に据えなくても秩序が成り立つことを、「市場」という概念を使って証明した。つまり、「社会」の成立の後押しをしたのである。そして、「市場」という見方・考え方は、概念のみにとどまることなく、社会を安定させる目的のために、具体的かつ実践的に導入されてきた。

　ところが、1929年のニューヨークにおける株価大暴落を引き金に生じた**世界大恐慌**によって、古典派経済学の発想だけでは社会を安定させる目的を達成させられないという現実を、経済学は突きつけられる。そこで登場したのが、社会の安定のために、国家による「市場」への介入を説く、**ケインズ**らによる**マクロ経済学**である。このマクロ経済学の誕生とともに、古典派経済学によって提示された体系は**ミクロ経済学**として区別される。その後の経済学は、自由主義経済という見方・考え方を前提とする「ミクロ経済学」と、統制経済という見方・考え方を前提とする「マクロ経済学」がその有効性をめぐって、対立し続けることになる。しかし、その対立によって、経済学はより体系化され、科学として洗練されていくのである。

［5］「ミクロ／マクロ」という難問とその乗り越え

　経済学における「ミクロ／マクロ」という区分は、他の近接社会諸科学にも影響を与えた。たとえば社会学においても、「ミクロ社会学／マクロ社会学」という区分が主に第二次世界大戦後になって語られるようになった。ところが、現実社会は急速な近代化とともに、複雑化・多様化の一途を辿るようになった。社会の急激な変化によって、社会を安定させる根拠を「ミクロ／マクロ」という二分法で科学的に論じることに無理が生じて

弁証法
矛盾や対立を可能性として見ることで、ある命題と対立する命題とを統合し、より次元の高い命題にする思考法。

アダム・スミス
Adam Smith
1723-1790

ケインズ
Keynes, John Maynard
1883-1946

くる。そんな課題が表面化し始める1960年代ごろを境に、「ミクロ／マクロ」という区分を乗り越えるような試みが、個別の社会諸科学でさまざまに試みられるようになった。1980年代ごろにはそれらの試みが具現化し、「ミクロ・マクロリンク」「ミクロ・マクロループ」などと称され[5]、それらの理論化が急速に進んだ。

　それでは、今日において「ミクロ／マクロ」という二分法に代わる、新たな見方・考え方が社会科学で共有されているのだろうか。残念ながら、現状は進展していない。社会諸科学で共有されているのは、「ミクロ／マクロ」という二分法では、現状の複雑化・多様化した社会を捉えきれないという認識そのものである。この課題への向き合い方や理論的な解の与え方は、社会諸科学それぞれで微妙に異なっている、というのが現状である。

　社会科学に強い影響を受けて成立しているソーシャルワークも例外ではない。19世紀後半に誕生する**慈善組織協会（COS）**と**セツルメント運動**の活動を経て形成された初期のソーシャルワークは、「社会改良と、ストレスのもとに置かれている個人および家族に対する援助という2つのタイプの努力」[4]に区分されてきた。原則として国家に依存しないこれら2つのタイプの努力は「**個別援助的な在り様**」「**社会改良的な在り様**」を前提とした。ところが、世界恐慌以後においては、国家の介入による完全雇用を最大の前提条件とする「**ケインズ主義的福祉国家**」の登場とともに、ソーシャルワークの営為が「**国家／個人**」に区分される。そして、1960年代ごろを境に、これらの区分ではソーシャルワークを論じきれなくなると、「**ソーシャルワークの統合化**」の名のもとに、これら区分を超えた、包括的・統合的・総合的な理論の構築が目指されることになる。

　ここで、他の社会諸科学ではあまり語られないミクロ・メゾ・マクロレベルという用語が登場してくる。なぜ今日のソーシャルワークにおいて頻繁にミクロ・メゾ・マクロという用語が使われるようになったのだろうか。それは、ソーシャルワークの統合化の一形態である**ジェネラリスト・ソーシャルワーク**を踏まえ、「ミクロ／マクロ」という社会諸科学が共通してもつ見方・考え方に、「メゾ」という媒介項を入れることが有効である、というソーシャルワークの知見によるもの、といえるだろう。

B. ミクロ・メゾ・マクロレベルの対象

　そこで、「ミクロ／マクロ」という社会科学に共通する二分法に、「メゾ」という媒介項を入れた、「ミクロ・メゾ・マクロレベル」という見方・考え方の特徴について考えてみたい。この特徴を考えるに当たり重要となる

慈善組織協会
COS: Charity
Organization Society

セツルメント運動
settlement movement

ソーシャルワークの統合化
「ケースワーク」「グループワーク」「コミュニティワーク」の共通基盤を明らかにし、方法論として統合していこうとする運動。アメリカで生じたこれら統合化の結果として、1990年代に登場したのがジェネラリストソーシャルワークである。

ジェネラリスト・ソーシャルワーク
generalist social work

のは、「ミクロ／マクロ」という二分法と異なり、「メゾ」という媒介項を
導入することによって、今日のソーシャルワーク実践において何がどう有
効なのか、これらの点を明確にすることである。

　ただし、今日のソーシャルワークにおけるミクロ・メゾ・マクロレベル
について、実際は、明確な定義があるわけではない。時に「ミクロ／<u>メゾ・
マクロ</u>」という二分法や「<u>ミクロ・メゾ</u>／マクロ」という二分法にしたう
えで、「メゾ・マクロ」レベルや「ミクロ・メゾ」レベルなどという用語
がソーシャルワークで用いられることもある。ミクロ・メゾ・マクロレベ
ルという三区分にこだわり、この三区分ですべてを説明しつくそうという
ような発想は今日のソーシャルワークにはない、というのが適切であろう。

　それは他の近接社会諸科学においても同様である。1960年代ごろを境
に試みられた「ミクロ／マクロ」を越境するような理論構築を目指す動き
を経て、今日の社会科学に共通する見方・考え方があるとするならば、そ
れは複雑で多様な社会的事象や制度の存在を、単一の理論で完全に説明し
尽くそうとする、そんな過大な目標設定を捨てた、ということになるだろ
う。そして、理論を先行させるのではなく、現実にある社会から経験的な
データをとりつつ、それらの積み重ねによる知見を踏まえて、無理のない
理論構築をその都度試みていく、そのような態度が今日求められている。

　それでは今日のソーシャルワークにおけるミクロ・メゾ・マクロレベル
に明確な定義や正解はないとしても、それらを検討する契機になるような
ものはないだろうか。**日本ソーシャルワーカー教育学校連盟**は、カリキュ
ラム変更に伴って、2020（令和2）年に「ソーシャルワーク演習のための
教育ガイドライン」[6]を作成しており、ミクロレベル・メゾレベル・マク
ロレベル、それぞれの記述がある。それらを参照し、以下では、ソーシャ
ルワーカーがミクロ・メゾ・マクロレベルの3つのレベル、それぞれで捉
えようとする対象について検討していこう。なお、上述した社会科学の歴
史的変遷を踏まえ説明する都合上、ミクロ、マクロ、メゾの順で検討する。

［1］ミクロレベルの対象

　困難な状況に直面する個人や家族の生活問題がミクロレベルの対象とな
る。そして、それらへの介入は**直接的援助**と呼ばれる。

　近代以後に成立したソーシャルワークの淵源は慈善組織協会とされるの
が一般的だが、前近代的なユダヤ−キリスト教の伝統を踏まえた慈善にお
いてもまた、まずは目の前にいる個人＝隣人が対象となる。なぜなら、前
近代における神や、近代以後の国家や国家に基づく制度などは、残念なが
ら手の届かない超越したところにあったからだ。それに比べて、目の前に

日本ソーシャルワーカー
教育学校連盟
JASWE: Japanese
Association for Social
Work Education

いる個人は手が届き、「直接的」に援助できる。また、家族は生活をともにする、まさしく個人に直接的につながっているものゆえ、ミクロレベルの対象とするのが一般的である。同様に、直接的につながっているといえるような小グループがあれば、それらもミクロレベルに入る。

ただし、1960年代以後の社会の複雑化・多様化という状況の中で、市民に緩やかに共有されていた規範的な価値観・人生観などが揺らいでいった結果、個人の生（ライフ）はそれぞれ個別的で別個のものであるという見方が一般化する。すると、社会で生きていくための困難な状況は「貧困」「障害」「高齢」といった典型的なものばかりではない、という認識がソーシャルワークにおいて共有される。そこで、ソーシャルワークでは、クライエントが抱える困難さを個別に異なる「生活問題」と捉え、ミクロレベルの対象を個人や家族そのものではなく、それらクライエントの生活問題と捉えるようになる。

[2] マクロレベルの対象

社会全般における制度、慣習、法体系などがマクロレベルの対象である。ただし、ここでいう「社会」のニュアンスは、1960年代ごろを境に変わってきている。それ以前におけるソーシャルワークでいう「社会」とは、1929年のニューヨーク株価大暴落を契機とした世界恐慌をもたらしたものであり、個人や家族、小グループではいかんともしがたいものであった。それゆえ、個人を超越し、かつ多くの人をどん底に突き落とすような世界恐慌を防ぐためにも、社会はコントロールされるべきものと考えられるようになっていく。もちろん社会は個人を超えたものゆえ、個人を超えた何かでコントロールしなければならない。ケインズ主義的福祉国家とは、個人を超えた「国家」にそのコントロールを担わせる体制のことである。

ただし、その結果として、個人と国家は、「ミクロ／マクロ」の枠の中で、「個人＝ミクロ／国家＝マクロ」と把握され、絶対的に異なる区分となっていく。その後の、「国家」間で生じる第二次世界大戦や冷戦体制は、「個人・家族」というレベルの無力さを知らしめることとなった。

他方、上記の時代を経て生じた1960年代の社会運動とは、コントロールの利かない国家によらずとも、個人や家族とつながり合う形で変えられる、そんな新たな「社会」を模索する運動であった。それら運動の影響を強く受けた今日のソーシャルワークにおける「社会」とは、個人と連なる社会であり、同時に、改善・変革され続ける社会のことである。具体的にはコミュニティと呼ばれたりもし、また国際システムによって変動する有機体のようなものであり、政策や制度をも含むものでもある。

1960年代の社会運動
第二次世界大戦への大いなる反省を経てもなお、国家主導でなされるベトナム戦争や冷戦体制、そしてマジョリティによる支配に対抗して、国家やマジョリティの論理とは異なる、市民の論理に基づく秩序が求められた。公民権運動などを契機に派生する市民運動、コミュニティ運動、自立生活運動などはその代表例である。また、自由を求めるロックミュージックもまたこの時代の運動の象徴といえる。

そんな社会を対象とするマクロレベルの課題とは何だろうか。生の多様化・複雑化によって、かつてはソーシャルワークの対象にならなかったものの、今日においては個人を困難な状況に陥れる、そんな社会的不正義とでも名指すしかないようなものが社会において立ち現れている。たとえば「差別」であり、「抑圧」であり、「貧困」であり、「排除」である。そんな社会的不正義はミクロレベルに働きかけるだけでは改善・変革されない。そのため、これらに対しては社会制度や一般の人びとの社会意識に働きかける、マクロレベルへの介入が効果的になる。

[3] メゾレベルの対象

グループ、組織、地域社会などを対象とするレベルである。これらには、自治体・地域社会・組織システム等が含まれ、具体的には各種の自助グループや治療グループ、仲間や学校・職場・近隣社会等も含まれる。

メゾレベルを導入することは、他の近接社会諸科学ではあまり見られない、今日のソーシャルワーク実践の特長の１つである。また、個人と国家の間にあるものとして、グループ・組織・地域社会などをメゾレベルとして、ただ代入するだけでは机上の空論になりかねない。

では、メゾレベルをソーシャルワークの特長として理解するために何が必要か。ここでは**シュワルツ**の媒介理論を参照し、理解を深めたい。

シュワルツは、一般にはグループワークにおける理論を構築した人物として著名である。ところが、グループワークという実践を行うにあたっては、その抽象度ゆえ、実践レベルとはやや距離があるという批判もある[7]。しかし、シュワルツの理論は今日においても高く評価され、その射程はグループワークという枠にとどまるものではない。その理由をメゾレベルの解釈に注目して再考してみたい。

シュワルツが著作を量産した 1950 年代後半から 1960 年代とは、1954年のマイルズの「リッチモンドへ帰れ」という言明が有名なように、ソーシャルワークの危機の時代でもあった。近接社会諸科学とも通底するこの時代における問いを一言で言うなら、社会科学の対象を「個人か社会か」に区分することへの疑いである。これは同時に「ミクロ／マクロ」という二分法への疑いでもある。この問いに対し、1970 年代から 80 年代には、ミクロとマクロを単純に統合するミクロ・マクロリンクというあり方や、ミクロ理論でマクロを説明し尽くす形で統合するあり方、逆にマクロ理論でミクロを説明しつくす形で統合するあり方、「ミクロ／マクロ」という区分ではなく区分することそのものの意義を検討するあり方など、多様な解が近接社会諸科学において立ち現れたのである。

シュワルツ
Schwartz, William
1916-1982

もちろん、ソーシャルワークの統合化の動きや、今日におけるジェネラリストソーシャルワークというあり方は、これら近接社会諸科学の動きと連動したものである。ただし、近接社会諸科学の事情とは異なり、ソーシャルワークは実践を伴う科学であること、実践に使えない過度な理論化はソーシャルワークにおける、診断主義と機能主義の対立のような不毛な争いになりかねないこと、という認識が当時からすでにあった。こうした認識は踏まえておかなければならない。

　そのうえで、「ミクロ／マクロ」の間に「メゾ」というレベルを入れ込むことの意味を明確化しておきたい。メゾ概念の射程を考えるに当たって、シュワルツの理論はどのように貢献してくれるのだろうか。グループワークの理論家と一般に理解されがちなシュワルツがグループワークの理論を超えて評価される、その理由はどこにあるのだろうか。ソーシャルワークの統合化の最終形態であるジェネラリストソーシャルワークを提唱したジョンソンとヤンカもまた、シュワルツを高く評価している。それは、シュワルツの以下の言明を何度も引用していることからもうかがえる。

> 　ワーカーの機能は、個人と社会がお互いに手を差しのべる過程を媒介することである[2]。

　バートレットがソーシャルワーク萌芽期の「社会改良と、ストレスのもとにおかれている個人および家族に対する援助という2つのタイプの努力」[4] に対立があったことを明示し、そこから統合化の議論を始めたことからもわかるように、ソーシャルワークの目的が「社会の変革」なのか「個人の治療」なのかという議論は、1960年代になっても続いていた。ある意味では、今日でもなおこの議論は続いているといえるかもしれない。このような議論に対して、シュワルツはソーシャルワーカーのなすべき役割を、「個人」か「社会」か、という問いを抽象度の高い空中戦に落とし込むのではなく、実践としてのグループワークに具体的に読み込もうとした。彼はグループワークに、「個人」と「社会」が互いに手を差しのべ出会う、その可能性を読み込み、そこにソーシャルワーク固有の視点を求めた。そして、そこに介入するソーシャルワーカーの役割を「媒介」としたのである。

　では、このシュワルツ理論を踏まえると、ソーシャルワークにおけるメゾレベルとはどのようなもので、その可能性はどんな点にあるのだろうか。メゾレベルの対象として、グループ、組織、地域社会といった"概念"が先にあるのではない。メゾレベルとは「ミクロレベルとマクロレベルが出会う場」であり、「媒介する」可能性として理解すべきだろう。そのよう

な理解のもとに、グループ、組織、地域社会といった概念が、ミクロレベルとマクロレベルをつなぐ接点として、ソーシャルワーカーに把握されることになる。ミクロレベルとメゾレベルとマクロレベルは、「ミクロ／メゾ／マクロ」のように断絶して理解されるものではなく、むしろ、ソーシャルワークにおいてミクロレベルとマクロレベルを連続して有機的に機能させられるように導入された概念である。

2. ミクロ・メゾ・マクロレベルにおける展開

　前節では、ソーシャルワークと近接する社会諸科学との対比を通して、ミクロ・メゾ・マクロレベルという3つの並列概念の意味や、それらを通してソーシャルワークの対象を把握することの可能性について検討した。

　本節では、それらの検討を踏まえ、この3つの並列概念をソーシャルワーク実践において活用することで、具体的にどのような展開がありうるのか、その可能性について検討する。

A. ミクロ・メゾ・マクロレベル全体を方向づけるもの

　前節において、ミクロ・メゾ・マクロレベルでソーシャルワークを論じることの射程として、メゾレベルという媒介項を中核にしながら、ミクロレベルとマクロレベルを連続的に捉えようとする動きがあることを確認した。

　では、そもそも「ミクロ／マクロ」をなぜ連続的に捉えなければならないのだろうか。ソーシャルワークの対象が私たちの生（ライフ）になったとしても、私たちはミクロで生きているのか、マクロで生きているのかなど考えることもなく生きている。生を支えるうえで、制度が必要なら国家を変えればいいし、直接的な支援が必要ならば個人に直接アプローチすればいい。そのように考えれば、ソーシャルワークも、ミクロソーシャルワークとマクロソーシャルワークとを明確に分け、それぞれで理論構築すればいいのではないか。このような素朴な疑問を抱く人もいるだろう。

　確かに、近接社会諸科学においては、ミクロレベルとマクロレベルを明確に分けるという戦略をとっているものもある。前節で論じたミクロ経済学とマクロ経済学という区分はその典型ともいえよう。それどころか、心理学と社会学は、ミクロ・個人に焦点を当てるものとマクロ・社会に焦点

を当てるものとで、個別科学として分化したものと理解することも、見方によってはできるのかもしれない。ただし、これらの見方を経済学、心理学、社会学といった個別科学がどのように論じているのか、どのように理解しているのか、それはそれぞれの個別科学の入門書等に当たることをお勧めする。

　ここでは、それぞれのレベルへの介入（＝ intervention）を議論する前に、今日のソーシャルワークが、「ミクロ／マクロ」と分けずに、連続的に捉えようとするその理由を確認してみよう。

　その理由を検討するためには、そもそもソーシャルワークとは何なのか、何を目指すものなのかを明確にする必要がある。今日において誰もが認めるソーシャルワークの定義といえば、「**ソーシャルワーク専門職のグローバル定義**」となるのだろう。2014 年に公表された、まさしく今日のソーシャルワークの方向性を指し示す定義ともいえよう。このグローバル定義の背景として、それまでのソーシャルワークの国際定義が西洋先進国の理論で作られてきたことへの、発展途上国のソーシャルワーカーからの指摘があったことはよく知られている。そのため、グローバル定義は、インフラ等含めた最低限必要な社会資源さえままならない、そんな発展途上国に合わせて、マクロレベルを強調する内容になっている、という指摘もあるようだ。実際に、この定義の冒頭は「社会変革と社会開発、社会的結束」と、まさしく「社会」を強調するような定義になっている。しかし、だからといって、グローバル定義がマクロを強調する定義であるという一面的な理解は適切ではない。なぜならば、前節において確認したように、今日のソーシャルワークにおける「社会」とは、個人と連なる社会であり、かつ改善され変革され続ける社会のことであるのだから。

　ただし、ここで改めて確認しておかなければならない。ソーシャルワークは「社会が変わる」ことが無条件によいことだと言っているのではない。前近代においては、大多数の人が第一次産業従事者であり、人によって生が異なるという発想すらなかった。そんな前近代においては、世界の秩序の根源として、揺らぐことのない絶対的な神が外的に存在し、不動なものであった。それこそが世界の秩序の根拠だった。ところが、市民革命を経た近代においては、そのような見方・考え方から脱して、一人ひとり異なる生をもちつつも、一人ひとりが中心であるという人権思想を前提に、一人ひとりが違えども秩序が成り立つ、そんな場を考え、それを「社会」と呼んだ。それゆえ、社会とは、時代とともに常に揺らぎながらも、あらゆる人を巻き込みつつ、秩序を模索し続けるものであった。

　にもかかわらず、近代は資本主義という社会・経済形態を導入し、結果

的に、「格差」が生じ、「先進国／発展途上国」という区別も生じた。また、「差別」「抑圧」「貧困」「排除」といった、個人を困難な状況に陥れる社会不正義も常態化するに至っている。

　あらゆる人の生を包み込む「社会」というプロジェクト。それはいまだに完成形にまで到達していないプロジェクトといえるかもしれない。しかし、だからといって、「先進国／発展途上国」という区別を容認し、先進国の基準を他の国にも適用し、共通基準としてゴリ押しすることが許されるならば、それは極めて一方的で傲慢な営みと批判されても仕方あるまい。そのような先進国の傲慢さこそ、「差別」「抑圧」「貧困」「排除」を生みだしているとさえいえよう。グローバル定義の背景には、「先進国／発展途上国」という区別を取り去って、この世界に存在するあらゆる人の生を包み込む、そんな「社会」を改めて開発していこうとする理念がある。こうした理解が深められなければ、グローバル定義は、発展途上国向けに、過度にマクロを強調する定義にしか映らないだろう。

　そのような誤解を排するために、グローバル定義は多くの注釈をつけている。注釈の中には「社会開発という概念は、介入のための戦略、最終的にめざす状態」であり、そのために「持続可能な発展をめざし、ミクロ-マクロの区分を超えて、複数のシステムレベルおよびセクター間・専門職間の協働を統合する」のであって、「経済成長こそが社会開発の前提条件であるという従来の考え方には賛同しない」と強調する記述もある。

　ソーシャルワークは「専門職」として、「先進国／発展途上国」という二分法を超えなければならない。そして、あらゆる人の生を包み込もうとする社会を実現するために、「ミクロ／マクロ」という二分法をも超えていかなければならない。

B. ミクロ・メゾ・マクロレベルへの介入と連関

　ソーシャルワークのグローバル定義において、「ミクロ／マクロ」という二分法を超えることや、その射程が明確に論じられていることを確認した。ここではミクロ・メゾ・マクロレベルへの介入を、それぞれの連関を踏まえつつ検討してみたい。その前に、今日のソーシャルワークにおける**「介入」**の意味を確認しておこう。

　介入とは、システムという考え方をもって変化を起こすワーカーの活動である。それは状況の中の人を理解することから、人と状況という現象において意図的に変化を起こすというソーシャルワークという考え方を進歩させた[2]。

ソーシャルワーカーは、あらゆる人の生を包み込む「社会」を展開するために、意図的に変化を起こそうとする。それら活動のことを「介入」という。ただし、当然のことながら、ここでいう「社会」とはマクロなものだけを指すのではない。介入とは、「社会」を発展的に展開する方向をもつ、意図的な活動であり、実践である。そのような実践であるために、ミクロレベル・メゾレベル・マクロレベルがシステムとして連続していることを理解したうえで、それぞれのレベルにおける状況に合わせて、戦略的かつ具体的に介入を行うことを旨とするのである。

［1］ ミクロレベルの介入

今日のソーシャルワークにおいて、主として個人や家族を対象とした介入を行うときに、強調されるものの中に**ストレングス**という視点がある。ミクロレベルの介入であっても、それは、ミクロ・メゾ・マクロレベルという観点から、システム全体を意識する必要がある。しかも、メゾレベルという媒介項を含めた、ミクロ・メゾ・マクロレベルというシステムは、相互に影響し合い、それによって「社会」を変革し、開発することを目指す。ミクロレベルでは何ができるかを認識し、介入するということが大切なこととなる。この観点から、ストレングスという視点について考察すれば、ストレングスを強調することによって、ミクロレベルからメゾレベルへつながっていく、という理解が必要になる。ただし、ソーシャルワークの対象になるということは、短期で解決できるものばかりとは限らない。ストレングスという視点は、個人や家族の将来へ目を向け続けられるような、そんな視点であるという理解も同時に必要である。

たとえば、入所施設にいる知的障害者が地域での自立を希望するような意向を示したとしよう。もちろん、その意向の真意を理解するために、支援の対象となる知的障害者の理解が重要であり、過去の発言や出来事と連動させながら現在の意向の理解をしなければならない。また、その当事者の生は、個人的要因のみならず環境との相互作用によっても成り立っている。環境要因としての家族がクライエントの自立をどう考えているのかを踏まえておくことも欠かせない。しかし、そこまでだけにとどまっていては、ミクロレベルの介入としては十分とはいえない。

当事者の家族が同意せず、地域社会で自立できるだけの力は今の段階では備わっていないと判断されたら、その当事者の意向はストレングスという視点から評価されないことになってしまう。むしろ、入所施設側からの一方的な都合のよい観点、たとえば、施設内の入所者の中でリーダーシップをとれる、そんな力をそのクライエントのストレングスとして強く評価

してしまうがために施設側のご都合主義へとつながってしまう場合もある。入所施設の都合という枠から捉えてみれば、そこでリーダーシップをとれるような知的障害者の存在は、入所者全体の秩序を維持するために大いに機能を発揮するかのように見えてしまう。それゆえ、そのようなリーダーシップをとれることがそのクライエントのストレングスにしてしまうのである。

　しかし、ソーシャルワーカーが"全体"として理解すべきは"施設側にとって"という一面的な側面からだけではなく、他の側面をも含みこんだ社会という全体だ。ソーシャルワーカーはこの意味での社会こそが全体であることを理解したうえで、ミクロレベルで何ができるかを考え続けなければならない。クライエントの能動的で主体的な意思による自立を望むならば、その途上でどんな困難さがあろうが、困難に向き合い一歩一歩進んでいける強い意志の力がクライエントには必要になってくる。そんな強い意志を支えるためには、ソーシャルワーカーがクライエントと協働して困難さと向き合うことができ、クライエント自身の権利をクライエント自らが肯定できるような権利意識をもてるようエンパワメントしていくことが重要となる。

［2］ メゾレベルでの介入

　グループ、組織、地域社会などを対象とするレベルでの介入とは、ミクロレベルとマクロレベルとがつながりあうことを認識したうえでの介入である。ここで認識すべきは、人びとがその環境と相互作用する接点への介入ということである。

　相互作用とは、ソーシャルワークが社会学から取り入れた概念である。人と環境に区分されたとき、人と環境が相互に影響を与え合うという、この素朴な概念は可能性と不可能性の両面を指し示す。「環境」を他者と想定し、その他者である相手がどのように話しかけてくるかによって、自分の話し方を決めようとお互いが考えている場合、コミュニケーションは成立しない。また「環境」を「社会」と読み替えれば、「社会」の出方（たとえば私を社会がどう見てどう評価するか）によって、自分の出方を決めるという、社会一般の処世術のように思えるかもしれない。このように相互作用という概念を捉えるならば、相互作用は不可能性へと向かっていく。

　ただし、グローバル定義の注釈にも出てくる「**相互作用**」とは、可能性として捉える見方である。環境は、人びとの生活に深い影響を及ぼすものである。と同時に、人びとは環境に深い影響を及ぼす。だからこそ、「社会」は変わるのである。ただし、ただ「社会」が変わればよいのではない。

社会があらゆる人の生を包み込むように変わっていかなければならない。そのために、ソーシャルワーカーは、社会の変革を目指し、意図的に介入することが求められる。

子ども食堂
➡ p.46, 138
第3章2節B.［1］および第7章4節A.の側注を参照。

　地域社会における学校や職場、ボランティアのサークル、昨今増えている**子ども食堂**なども含め、メゾレベルの介入先はさまざまにあり得る。メゾレベルにソーシャルワーカーが介入する時には、それら活動に参加する地域住民の多くが何らかの困難を抱えていること、そして、その困難は一人ひとり違っても、地域社会で解決することが1つでも共有されれば、「だったら、この私の困難もこの地域で解決できるのでは」という希望へとつながる可能性が開かれるかもしれない。その可能性に向けて寄り添って、それら活動を支えることが大事である。

　また、地域住民によるそのような可能性への転換を図るには、当然のことながら長期的視野をもたなければならない。そこで、それら活動の資金や、継続していくために必要な人材の確保といった観点も、メゾレベルの介入の際には必要となってくる。

［3］マクロレベルの介入

　社会全般の変革や改善を目指すマクロレベルの介入は、人びとの安全・安心な暮らしを支えるために、制度や政策の変更をも含みこむ介入となる。

　制度や政策の変更を含むということは、政治への介入も避けられない。日本のソーシャルワーカーや社会福祉関係者には、政治に介入するということが不得手な人が多い。多くの社会福祉関連事業は民間によって営まれ、それら民間による事業も市町村や都道府県といった行政から委託されるものも少なくない。そんな委託事業は行政と民間の交渉によって継続されるかどうかが決まる、そんな状況もやや当たり前になってきている。しかし、他方で、あいもかわらず社会福祉は政治や経済といったお金にかかわるようなところからは距離を置かなければならないという考えも根強い。

　もちろん、ミクロレベルやメゾレベルで課題として挙げられるものを、政治的営みなしに問題解決できるのであればそれに越したことはないのかもしれない。しかし、一見すると、政治なしに制度があるかのように見えるものでも、社会福祉に関する制度のほとんどは、当事者たちが訴えてきた運動の積み重ねによって政治的に勝ち取ったものである[8]ことは知っておかなければならない。

　また、マクロレベルに介入する際には、**裁量**権限についても認識しなければならない。ミクロレベルやメゾレベルでの問題解決のために、「法を改正するしかない」と思ってしまう場面は多い。しかし、法に基づく社会

118

福祉制度の多くは、その裁量権限が都道府県や市町村にある。また、市町村でも、市町村長の裁量でなければならないのか、部長級なのか、課長級なのか、係長級なのか、窓口担当レベルの裁量でも問題解決になるのか、そのあたりの見極め次第によって、マクロレベルの介入を行わずとも問題解決につながる場合もある。ただ、問題解決につながる裁量権限がどこにあるのかは、法令や教科書に載っていることはほとんどなく、市町村や都道府県の各役所における力動的な関係によるものである場合も多い。そんな場合には、机上の学びより、経験則による知の方が有効なこともある。

　最後に、これらマクロレベルで行われる政治への介入に際して注意しなければならない点は、ややもすると各種社会福祉団体や運動体の存続・維持が第一義になりやすいことである。だからこそ、マクロレベルへの介入を焦点とするソーシャルワーカーであっても、ミクロ・メゾ・マクロレベルそれぞれを認識しなければならないし、当事者を超えて、団体や組織の都合による営為にならぬよう、常にミクロレベルを意識し続け、何のための介入なのか折に触れて立ち返る必要がある。

C. ミクロ・メゾ・マクロレベルの支援の実際

　ここまで、ミクロ・メゾ・マクロレベルそれぞれの支援の特徴を押さえてきたが、他の近接社会諸科学と比較検討してみると、ミクロレベルとマクロレベルをつなぐメゾレベルの支援にこそソーシャルワークの固有性が見られることが理解できた。それらを踏まえ、ミクロ・メゾ・マクロレベルの支援の実際がわかる事例を紹介しよう。知的障害者を対象とした「**青年学級**」と呼ばれる運動[9]にかかわる事例である。

　青年学級とは、公教育以後の知的障害者の生涯教育を目的としたボランタリーな活動の総称である。まだ養護学校の高等部（現在の**特別支援学校高等部**）がなかったころ、地域の知的障害児は中学校の特殊学級（現在の**特別支援学級**）を卒業すれば、即、農業や軽作業の工場労働等で就労しなければならなかった。そんな時代に、日曜日に学校の空き教室を使って、特殊学級の教員が授業の延長のようなものを、卒業生を集めて行っていた。そんな自主的な活動が青年学級の淵源である。

　これら教員たちによるボランタリーな活動そのものは、ミクロレベルの支援といえる。「この子たちにこそ生涯にわたる教育が必要にもかかわらず、中学で公的な教育制度が終わってしまうことはおかしい」という、特殊学級教員たちの個人的な義憤から始まるこれら活動は、「目の前にいる個人＝隣人」としての障害児が対象だからだ。

このボランタリーな活動は、その安定的な継続を求める教員や親たちによる運動を経て、1964（昭和39）年に東京都墨田区で「すみだ教室」として全国で初めて制度化される。これを契機に、日曜教室、青年教室等といったさまざまな名称で、全国各地で、公教育以後の「障害者の生涯教育」として制度化されていくことになる。この時点における、「すみだ教室」を始めとする「青年教室」制度そのものは、マクロレベルの支援といえる。なぜなら、成人となった知的障害者の「生涯にわたる安全・安心な暮らし」を実現するために新たに制度化されたものだからだ。

　このように制度化されることで、支援において「ミクロ／マクロ」という二分法が成立することになる。ところが、この二分法によってこれら活動が安定するとは限らない。学校教育法という法的根拠をもった公教育とは異なり、青年教室は、教員が主体になっているとはいえ、ボランタリーな活動を前提にしているからだ。そうである以上、障害者の生涯教育という具体的な活動としてのミクロレベルと、青年教室という制度としてのマクロレベルをつなぐ、そんな見方・考え方がなければ活動が安定し継続することはできない。この次元で見えてくるのが、メゾレベルの支援である。

　たとえば、これら活動を継続させるための予算の出所をどうするか。どこからどう費用を捻出すれば活動を継続させやすいか、どこであれば説得しやすいか。そんな事情を踏まえ、実際上の活動は教員が仕切るものの、その活動の名義主体は教育委員会の場合もあれば、市町村行政の場合もある。特殊学級教員の完全なるボランティアの場合もあれば、各種民間団体の場合もある、という具合である。市町村行政だとしても、教育関連の部署の場合もあれば、生涯学習関連部署の場合、障害福祉関連部署の場合等さまざまである。

　こうして捻出されてきた予算だが、どのような名義でどのように勝ち取るかといった具体的ノウハウが求められることもある。日曜日という休日に活動する教員人材も、これら運動の継続には必要であった。こうしたノウハウの伝承や教員人材の補給などに大きな役割を果たしたのが、当時力のあった教員の労働組合の存在である。ところが、2000（平成12）年前後にこれらの運動は大きな転換期を迎える。知的障害児のための高等部も制度化され、18歳まで公教育を受けられるようになったこと、教員の労働組合のみならず組合組織の加入率が下がる一方、ボランタリーな活動に参加する教員が減ったこと、教員以外の存在としてこれら活動を支えていたボランティアも、団体やNPO等の急増により人材確保がしづらくなったこと、外出支援等のヘルパーサービスが制度化されたこと。これらの要因によって青年学級に参加する知的障害者も減っており、2020年代まで

の20年の間で知的障害者向けの青年学級が廃止された市町村も多い。

　筆者は、とある地域のこれらの活動に、ボランティア団体を淵源とするNPO団体に所属する職員として、市町村から委託を受け参加してきた。筆者の参加形態の事情一つとっても複雑ではあるのだが、そんな筆者はこの活動を仕切っていた60代〜80代の元特殊学級教員の多くから、ミクロレベルとマクロレベルをつなぐ意義とその実践のあり方を教わってきた。

　こうした事例を踏まえ、ミクロレベル・メゾレベル・マクロレベルとどのようにつながっているのかを検討してみるのも意味あることではないだろうか。

注)

(1)　以下の論文などを参照。
　　　友枝敏雄「方法論的個人主義と方法論的集合主義」友枝敏雄・浜日出夫・山田真茂留編『社会学の力─最重要概念・命題集　改訂版』有斐閣，2023，pp. 8-9.
(2)　ジョンソン，L. C. & ヤンカ，S. J. 著／山辺朗子・岩間伸之訳『ジェネラリスト・ソーシャルワーク』ミネルヴァ書房，2004，p. 22，p. 25，p. 120，p. 466，p. 109.
(3)　馬場靖雄『ルーマンの社会理論』勁草書房，2001，p. 16.
(4)　バートレット，H. M. 著／小松源助訳『社会福祉実践の共通基盤』ミネルヴァ書房，1978，p. 12.
(5)　アレグザンダー，J. C. ほか著／石井幸夫ほか訳『ミクロ─マクロ・リンクの社会理論』新泉社，1998，p. 4, p. 10.
(6)　日本ソーシャルワーク教育学校連盟ウェブサイト「ソーシャルワーク演習のための教育ガイドライン」2020，pp. 19-20（2023年4月24日データ取得）.
(7)　岩間伸之「ソーシャルワークにおけるシュワルツ理論の研究（2）─理論的基盤の検討と評価」『大阪市立大学生活科学部紀要』第46巻，1998，p. 125.
(8)　以下の著作などを参照。
　　　高阪悌雄『障害基礎年金と当事者運動─新たな障害者所得保障の確立と政治力学』明石書店，2020.
(9)　以下の論文などを参照。
　　　大南英明「知的障害者の生涯学習を考える（その1）─東京都、静岡県、石川県、京都市の例」『帝京大学文学部紀要　教育学』26号，2001，pp. 105-136.

▌理解を深めるための参考文献

● 稲沢公一・岩崎晋也『社会福祉をつかむ』有斐閣，2008（第3版，2019）.
　　稲沢のミクロな視点からの考察、岩崎のマクロな視点からの考察が重なり合った結果、入門書でありながらミクロ・メゾ・マクロレベルを連続して理解するためのよい指南書になっている。
● 岩間伸之『ソーシャルワークにおける媒介実践論研究』中央法規出版，2000.
　　本章ではメゾレベルの重要性を理解するためにシュワルツの理論を提示したが、そんなシュワルツ理論の射程について丁寧に論じている。志半ばで亡くなった著者の博士論文を整理した著作。著者の想いの根源に触れられる。
● 藤村正之『考えるヒント─方法としての社会学』弘文堂，2014.
　　ミクロ・メゾ・マクロという3つの並列概念は、ソーシャルワーク特有ではあれ、固有ではない。メゾレベルをオーケストラに例える福祉社会学者による、システムを横断して考えることのヒントが満載。

私がただの「科学」ではなく、「社会科学」にこだわるようになったのには理由がある。

　私が20年ほど付き合ってきた人に、「自閉症」と診断され、「自閉症者」と社会的に名づけられた人がいた。ボランティアで出会ったのだが、ヘルパー制度が成立して以後、私はヘルパー、彼は利用者などと呼ばれ出した。そんな契機もあり、長く付き合ってきたにもかかわらず「自閉症」についてよくわからなかったから、もっとその人のことを知るために調べてみたくなった。ものの本には「脳の機能障害」と書いてあった。当時の私にはよくわからなかった。

　この「わからなさ」って何だったのだろう？　単純に彼をもっと知りたかった、というそれだけだったのだが、何らその説明は私にとって役に立たなかった。だから、もっと詳しく調べてみた。すると、「この器官とこの器官の間を結ぶ神経伝達物質がどうのこうの…」と書いてあった。わかった気にはさっぱりならなかった。もう一度考えてみた。この「わからなさ」って何だろう？　たぶん、「難しいことが書かれている」から「わからない」のではない。「自閉症って何？」という私の問いは、「脳の機能障害」という自然科学的な用語の意味を知りたいのではない。そんな答えでは私の問いは満たされないってことなんだ。

　それでは、私の問いとは？　私と人間的には何ら変わらぬと思われる彼が「自閉症」と社会的に名づけられ、それが「脳の機能障害」だと科学的に言うこと、それが社会にとってどんな意味があるのだろうということ。そして、この問いは、自然科学的な問いではなく、社会科学的な問いなんだってことが、15年ほど前から、私には見えてきた。

　そんな私に社会科学が教えてくれたことをまとめると。ものを見るとき・考えるとき、私達は無意識に何かを前提に見ている。ただ、その前提そのものを疑ってみよう。実は、何を前提とするかによって社会の見え方は変わる。私たちが「考える」その前に、「真理」や「正しい見方」があるのではなく、私たちが社会をどう「見て」いるのか、こっちが常にすでに先にあるんだ。だとするならば、ソーシャルワーカーになり、社会に向き合おうとするあなたにとって大切なことは、社会福祉について「考える」以前に、あなたは社会をどう「見ている」のか、そしてどう「見たい」のか、立ち止まって考えてみることだ。

第7章 ソーシャルワーク専門職の総合性と包括性

ジェネラリストの視点とは、どのようなものだろうか。本章では、ジェネラリスト・ソーシャルワークの特質やソーシャルワークの基盤となる価値について学ぶ。さらに、ジェネラリストの視点に基づく総合的かつ包括的な支援、多職種連携およびチームアプローチについて、事例を通して理解する。

1

ソーシャルワークにおけるジェネラリストの視点、ジェネラリスト・ソーシャルワークの特質や日本における展開について理解する。さらに、ジェネラリスト・ソーシャルワークの基盤となる価値について理解を深める（第1節）。

2

総合的かつ包括的な支援を展開するには、多機関による包括的支援（第2節）が重要である。フォーマル・インフォーマルな社会資源との協働体制（第3節）のあり方やソーシャルサポートネットワーキング（第4節）の方法について、事例を通して理解する。

3

総合的かつ包括的な支援を展開するための、多職種連携とチームアプローチの意義（第5節）について学ぶ。そのうえで、機関・団体間の合意形成と相互理解（第6節）、利用者・家族の参画（第7節）について、事例を通して理解する。

1. ジェネラリストの視点

A. ソーシャルワークにおけるジェネラリストの視点

ジェネラリスト・ソーシャルワーク
generalist social work

ソーシャルワーカーが対応する生活課題は多様化、複雑化、深刻化し、従来の児童、障害、高齢といった対象者別の制度の枠組みでは対応困難なケースが増えている。そのため、総合的かつ包括的な支援が求められている。その基盤となるものが**ジェネラリスト・ソーシャルワーク**である。ジェネラリスト・ソーシャルワークは、ソーシャルワークの統合化の流れを受け、おおむね 1990 年代に確立した。ソーシャルワークの価値・知識・技術を一体的かつ体系的に構造化したもので、ソーシャルワークの多様性に対応した理論と実践の枠組みといえる。

ミルフォード会議
1923〜1928年にかけて、アメリカ・ペンシルベニア州ミルフォードにおいてケースワークの6つの全国組織により開催された会議。

シーボーム報告
イギリスの社会福祉制度の改革を目指した、地方自治体ならびに関連対人社会サービス委員会が出した報告。

「ジェネリック」の概念が初めて登場したのは、アメリカにおける 1929 年の**ミルフォード会議**の報告書である。イギリスでは、1968 年の**シーボーム報告**において、あらゆるクライエントを総合的に支援できるソーシャルワーカーの養成の必要性が示された。

ソーシャルワークの統合化の背景として、多様化、複雑化する課題への対応の難しさや、各方法論が発達、専門分化したことにより、ソーシャルワークとしての共通性が見出しにくくなったこと、ソーシャルワークへの**システム理論**の導入などがある。

統合化の流れは、ソーシャルワークの主たる方法であるケースワーク・グループワーク・コミュニティオーガニゼーションの 3 方法を統合する形で展開されてきた。

コンビネーション・アプローチ
combination approach

マルチメソッド・アプローチ
multimethod approach

ジェネラリスト・アプローチ
generalist approach

統合化の第 1 段階は、**コンビネーション・アプローチ**である。これは、ケースワーク、グループワーク、コミュニティオーガニゼーションの 3 方法を単純に合体させた方法で、クライエントに応じて、最も適切な方法を適宜組み合わせて活用する段階である。第 2 段階は、**マルチメソッド・アプローチ**の段階で、3 方法に共通する原理や技術を抽出し、それを共通基盤として確立したものである。第 3 段階が、**ジェネラリスト・アプローチ**である。3 方法の共通基盤を確立したうえで、そこに立脚して 3 方法を捉え直すものであり、ソーシャルワーク全体を特質づける枠組みについて再構築したものである。マルチメソッド・アプローチとの違いは、**図7-1** の矢印と境界線の点線が示すように、共通基盤から 3 方法を捉えるために、3 方法の

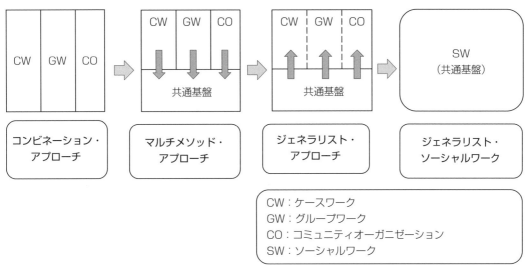

図7-1　ソーシャルワークの統合化の段階とジェネラリスト・ソーシャルワーク

出典）岩間伸之「講座ジェネラリスト・ソーシャルワーク No.1」『ソーシャルワーク研究』31 巻 1 号，2005，p.54
　　　を一部改変.

境界線があいまいになり、ソーシャルワークとしての一体化がより進んだ点である。第4段階が、ジェネラリスト・ソーシャルワークになる。3方法がソーシャルワークとして融合し、共通基盤と一体化したものである。

　ジェネラリスト・ソーシャルワークは、基礎的あるいは入門的なソーシャルワークを意味するものではない。人と環境の関係性を重視し、人と環境の双方にはたらきかけていく。そのため、クライエントの抱える生活課題の捉え方やその解決方法は、単一のアプローチの枠を超えて展開していくものとなる。ミクロレベルからマクロレベルにいたるまで対応し、対象者を限定しないソーシャルワークといえる。ジェネラリスト・ソーシャルワークは、今日のソーシャルワークの到達点であり、ジェネラリストとしての高い専門性が求められている。

B. ジェネラリスト・ソーシャルワークの特質

　ジェネラリスト・ソーシャルワークは、システム理論や生態学的視点に基づき、クライエントの状況を全体的・総合的に捉えていくもので、その基本的な視点は、3方法の完全融合と実践への適用、主体としてのクライエント本人の強調、ポジティブなものの見方とその実践の強調[1] である。

　ジェネラリスト・ソーシャルワークの特質として岩間は、①点と面の融合、②システム思考とエコシステム、③本人主体、④ストレングス・パースペクティブ、⑤マルチシステムの5点を示している（**表7-1**）[2]。

表7-1　ジェネラリスト・ソーシャルワークの特質

	特質	内容
1	点と面の融合	・システム理論を基礎とした個と地域との一体的な対象把握 ・当事者システムから環境への波及的展開 ・交互作用を促進する媒介機能 ・直接援助と間接援助の一体的アプローチ
2	システム思考とエコシステム	・システム理論に基づく相互作用と交互作用 ・交互作用を活用した専門的介入 ・エコシステムの視座からの対象把握 ・エコシステムとしての「コミュニティ」と「機関」
3	本人主体	・取り組みの主体としてのクライエント本人 ・エンパワメントに向けたストレングスの活用 ・ソーシャルワーク過程へのクライエントの参画 ・クライエント個々の「人間の多様性」の尊重
4	ストレングス・パースペクティブ	・基調としてのポジティブ思考 ・本人と環境に存在するストレングスの活用 ・ストレングスを重視した問題解決過程 ・本人に合致したサポートシステムの形成と活用
5	マルチシステム	・マルチパーソンクライエントシステムとしての対象把握 ・家族とグループ等のストレングスの活用 ・マルチパーソン援助システムによる連携と協働 ・マルチシステムによる多様な援助形態

出典）岩間伸之「地域を基盤としたソーシャルワークの特質と機能」『ソーシャルワーク研究』37巻1号, 2011, p.12.

交互作用
transaction
2つの要素間に生じるのが相互作用（interaction）であり、交互作用は三者以上の要素間に生じる関係性である。つまり相互作用の集合体が交互作用になる。

エンパワメント
empowerment
人びとが本来もっている潜在的なパワーに気づき、自己効力感を高め、生活上の困難をもたらしている環境に働きかけ、利用し得るサービスや社会資源を活用して、人として尊厳ある生活を送れるようにすること。

点と面の融合とは、システム理論に基づき、ミクロからマクロのレベルまで一体的に支援することである。2つのシステム間に介入し相互作用を促進させる媒介機能は、クライエントとクライエントを取り巻く環境の間に生じる**交互作用**を促進していく。環境へもはたらきかけていくことから、個と地域を一体的に捉えていく視座である。

システム思考とエコシステムは、生態学の考え方を援用し、人と環境をシステムとして一体的に捉えたものである。エコシステムの視座から対象把握をし、交互作用を活用した専門的介入により、クライエントとその環境にはたらきかけていく。

本人主体とは、クライエントが支援プロセスに主体的にかかわることを支えることである。クライエント本人や地域のストレングスを見出しながら支援を展開していく。**エンパワメント**に向けたストレングスの活用が重要である。本人自らが課題を解決していけるよう、継続的に側面から支えることがソーシャルワーカーの役割になる。「専門職としてクライエントの問題をどのように解決するか」の視点から「クライエント自身が自分で課題解決できるようにソーシャルワーカーは何をすべきか」へと、視点を

変える(1) ことが求められる。**ソーシャルワーク専門職のグローバル定義**に、「ソーシャルワークは、できる限り、人々のためにではなく、人々とともに働くという考え方をとる」と示されていることからも、欠かせない重要な視座である。

　ストレングス・パースペクティブは、クライエントのもつ力や強み（ストレングス）を重視する視座である。あらゆる個人、グループ、家族、コミュニティは**ストレングス**をもっていて、あらゆる環境には、資源がたくさんあるという考えに基づいている。サポートシステムを活用しながら、クライエント本人の課題解決力や**コンピテンシー**に焦点を当てていく。

　マルチシステムとは、クライエント側も援助者側も複数の人で構成されるシステムで捉えるという考え方である。クライエントや家族は、**マルチパーソンクライエントシステム**として捉える。そこに対応するには、単一の専門職や機関では対応が困難になることから、マルチパーソン援助システムとしての対応が求められる。多職種連携やチームアプローチが展開されることから、ソーシャルワーカーには、コーディネーターやファシリテーターとしての機能が期待される。

ストレングス
strengths

コンピテンシー
competency

マルチパーソンクライエントシステム
multi person client system

C. 日本におけるジェネラリスト・ソーシャルワークの展開

　日本では近年、**8050問題**、**ダブルケア**、中高年のひきこもりや生活困窮など、生活課題が多様化・複雑化し、さらには深刻化の様相を呈している。複数の制度や分野にまたがる課題や、従来の社会福祉制度の枠内では対応できないケースも存在する。制度や分野の枠を超えた支援が求められるケースに対応するには、就労や教育、住宅など、他の政策分野と連携しながら、クライエントの状況やニーズに対応した、総合的かつ包括的な支援を展開する必要がある。

　これらの生活課題の解決に向けて、さまざまな取組みがこれまでに検討され、実施されてきた。総合相談に対応する機関として、高齢福祉分野では2006（平成18）年に**地域包括支援センター**が創設された。その後、障害福祉分野、児童福祉分野、生活困窮関連分野など、それぞれの分野に相談センターが整備されている。

　2017（平成29）年9月に厚生労働省から出された「地域力強化検討会最終とりまとめ―地域共生社会の実現に向けた新しいステージへ」では、住民主体の課題解決力の強化や、地域における相談支援体制の構築等に関する提言が行われた。さらに、2018（平成30）年3月の厚生労働省社会保障審議会福祉部会福祉人材確保専門委員会による、「ソーシャルワーク

8050問題
長年引きこもる子どもとそれを支える高齢の親に関する社会問題。80代の親と50代の子どもの問題が多かったことから8050問題と呼ばれるようになった。
➡ p.4
第1章1節B.の側注についても参照。

ダブルケア
狭義では、育児と介護の同時進行の状況、広義では家族や親族等、親密な関係における複数のケア関係、そこにおける複合的課題を指す。

専門職である社会福祉士に求められる役割等について」では、地域共生社会の実現に向けて、①複合化・複雑化した課題を受けとめる多機関の協働による包括的な相談支援体制、②地域住民等が主体的に地域課題を把握して解決を試みる体制の構築、の2点を推進するために、社会福祉士に対してソーシャルワーク機能を発揮することが求められた。

2019（令和元）年12月には、「地域共生社会に向けた包括的支援と多様な参加・協働の推進に関する検討会（地域共生社会推進検討会）最終とりまとめ」が厚生労働省より提出された。この報告書では、断らない相談支援、参加支援、地域づくりに向けた支援の3つの支援を一体的に行うことにより、本人や支援者や地域住民との継続的な関係性を築くことができると示している。

こうした流れを受けて、2020（令和2）年の社会福祉法改正において、地域住民の複雑化・複合化した支援ニーズに対応する包括的な支援体制を構築するために、**重層的支援体制整備事業**が創設された。これは、市区町村において、①属性を問わない相談支援、②参加支援、③地域づくりに向けた支援、の3つの支援を一体的に実施する事業で、2021（令和3）年4月1日から施行されている。この事業では、3つの支援を支えるための事業として、アウトリーチ等を通じた**継続的支援事業**と**多機関協働事業**が示され、これらを一体的に展開することで、より効果が発揮できると示されている。

これらは、まさに個と地域の一体的支援を具現化したものである。「個を地域で支える援助」と「個を支える地域をつくる援助」[2]を一体的に推進する地域を基盤としたソーシャルワークの実践は、包括的な支援体制の推進に欠かせない実践といえる。

生活課題は地域の中に存在することから、クライエントの生活の場である地域の中で、地域住民や関係機関とともに解決する必要がある。今後ますます、総合的かつ包括的な支援の重要性が高まることから、ソーシャルワーカーには、ジェネラリストの視点をもった実践が期待されている。

D. ジェネラリスト・ソーシャルワークの基盤としての価値

ソーシャルワークを構成する価値・知識・技術を一体的かつ体系的に構造化したものがジェネラリスト・ソーシャルワークであり、その実践には高い専門性が求められる。そこで、重要になるのが価値である。

岩間は価値について、専門職として共通にもっておくべき価値基盤であるとしたうえで、「**援助を方向づける理念・思想・哲学**」と定義[3]してい

援助
岩間は、「援助」をおおむね専門職のみによる専門性の高い援助、もしくはワーカー（専門職）側に焦点を当てたもので、ワーカーが主体的かつ責任をもって中心的に取り組む専門的な働きかけ、「支援」を専門職と地域住民等のインフォーマルサポートの協働、もしくはインフォーマルのみによる働きかけと定義している。

る。対人援助における価値について構造化し、本人主体を中核的価値として位置づけている。中核的価値から派生する価値として、本人のいるところから始める、最初の一歩を支える、援助関係を活用する、本人が決めるプロセスを支える、新しい出会いと変化を支える、の５つの派生的価値を示している。これは、本人主体の実践を展開する際に、ソーシャルワーカーに求められる姿勢に通じるものである。さらに、中核的価値と派生的価値の基底に、存在の尊重、主体性の喚起、支え合いの促進を根源的価値として位置づけている（**図7-2**）。

図7-2　3つの価値の位置と構造

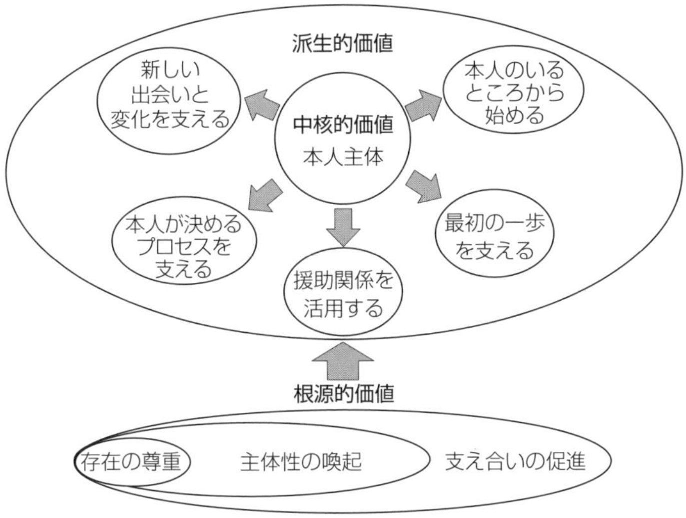

出典）岩間伸之『支援困難事例と向き合う─18事例から学ぶ援助の視点と方法』中央法規出版，2014，p.154.

　どのように実践を展開していくのか、そして、その実践はどのような価値に基づいているのか。基盤となる価値が問われている。多くの知識や高い技術力をもっていたとしても、クライエント主体の支援を展開するのか、支援者主体で展開するのか、そこにはソーシャルワーカーの価値判断が反映される。価値は視覚化できないにもかかわらず、どのような価値に基づいた実践をしているかは、ソーシャルワーカーの態度として表出してしまう。価値は援助を方向づけるものであるゆえに、実践の根拠としての価値は重要である（**図7-3**）。

　しかしながら、実践場面でどのような支援をよしとするのか、何をもってよしとするのかについての問いは深く、その答えを導き出すことは難しい。ソーシャルワーカーとクライエントや家族のよしとすることは、必ずしも一致しない。また、専門職間でもズレが生じる場合がある。そこから

図7-3　価値・知識・技術と態度

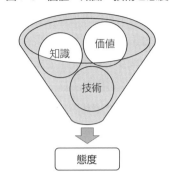

出典）筆者作成.

生じる**ジレンマ**は、専門職にとって避けては通れない問題でもある。そこで立ち返るものが**倫理綱領**であり、**行動規範**になる。支援内容や方法に拘泥するのではなく、本人主体や存在の尊重といったソーシャルワークの価値を基盤にして、実践を振り返ることが重要になる。

ジョンソン
Johnson, Louise Clare
1923–2016

　ジョンソンらは、ソーシャルワーカーがもつ最も重要な道具は自分自身であることを示し、その道具を活用するために、自己理解や内省的態度、**スーパービジョン**の必要性を指摘(4) している。ジェネラリスト・ソーシャルワークを展開するには、高い専門性が求められるゆえに、実践の振り返りや**自己覚知**を通して、道具である自分自身の点検や手入れを怠らないことがソーシャルワーカーには求められている。

2. 多機関による包括的支援体制

A. 複数のクライエントを多機関が連携・協働して支援した事例

　Aさん（71歳、女性）は、35歳になる娘のGさんと二人暮らしである。Aさんは、40代の時に夫が病死したため、近所のスーパーでパート勤務をしながら子育てをしてきた。娘のGさんは30歳の時に結婚したが、夫の暴力によりうつ病を発症した。子どもがいなかったため、2年前に離婚して実家に戻っている。実家に戻ってからは自室に引きこもり、生活のほとんどを母親に頼っている状況である。Aさんは、元気なうちはパートを続けて、娘を支えたいと考えていたが、70歳になる時にパートの契約が終了した。その後は、庭で野菜作りをしながらGさんの世話を続けていた。

そんなある日、Ａさんは買い物帰りに自宅前の段差で転倒した。幸い骨折はしなかったものの、もともとあった腰痛が悪化し、家事が困難な状況になった。頼れる親族も近くにいないため、Ａさん親子は買い置きしてあったカップ麺や缶詰などを食べてなんとか生活を送っていた。新聞受けに新聞がたまっていたことから、民生委員がＡさん宅を訪問したところ、布団から動けないでいるＡさんの姿を発見した。

民生委員はＡさんの了解を得て、**地域包括支援センター**に連絡した。Ａさん宅を訪問した地域包括支援センターのＨさん（社会福祉士）は、Ａさんと面談し、介護保険の申請代行をした。

B. 支援内容と多機関による支援体制の整備

Ｈさんは、Ａさん親子への支援策を検討するために、関係機関に呼びかけ、**地域ケア会議**を開催した。Ａさん親子の参加が難しいことから、Ｈさんは事前にＡさん親子の意向について確認をしたうえで、地域ケア会議に臨んだ。

Ａさん親子の抱える当面の生活課題は、①Ａさんの状態が改善するまでの支援、②介護保険で対応できない部分への対応、③Ｇさんへの対応の３点である。

これらの課題について、それぞれの立場から意見を出し合い協議した。その結果、Ａさんに対しては訪問介護による支援をすることとなった。介護保険で対応できない部分については、社会福祉協議会の職員からボランティアの紹介があった。Ｇさんについては、**障害者基幹相談支援センターの相談支援専門員**が必要なサービスを調整することになった。全体の調整はＨさんが担うことになった。

定期的な支援が受けられることになり、Ａさんの状態は次第に改善していった。Ｇさんは、障害者基幹相談センターの相談支援専門員の付き添いのもと、精神科を受診し服薬治療が再開された。服薬により状態が安定したＧさんは、少しずつ家事などを手伝うようになっていった。「母にこれ以上迷惑をかけるわけにはいかないです。この頃は体調もいいし。これからは私が母の面倒をできるだけみていきたいです」という発言が見られるようになった。

Ｈさんは、ＡさんとＧさんに変化が見られた段階で、支援計画の見直しが必要だと判断した。再び地域ケア会議を開催し、Ａさん親子の今後の生活の支援について検討した。今回はＡさん親子も参加し、今後の生活に向けて検討を行った。Ａさんについては、身体状況の回復とともに、

障害者基幹相談支援センター
基幹相談支援センターは、地域における相談支援の中核的な役割を担う機関として、総合的・専門的な相談支援の実施や地域移行・地域定着の促進の取組みなどを行う機関である。

精神障害者保健福祉手帳
うつや統合失調症など一
定程度の精神障害の状態
にあり、長期にわたり日
常生活または社会生活へ
の制約がある人に交付さ
れる。公共料金等の割引
や税金の控除などの支援
策がある。

就労移行支援事業所
通常の事業所に雇用され
ることが可能と見込まれ
る者に対して、就労に必
要な訓練や求職活動に関
する支援等を行う事業所。

訪問介護の回数を減らすことになった。Gさんは**精神障害者保健福祉手帳**を申請し、一般就労を目指して、**就労移行支援事業所**に通うことになった。

C. 包括的支援体制の整備に向けた取組み

　Hさんは、Aさん親子への支援を振り返り、これまでかかわることの少なかった他分野の専門職と連携・協働の必要性を感じた。そこで、**地域包括支援センター運営協議会**（以下、運営協議会）の場を利用して、Aさん親子の事例の概要と、他分野の相談センターと協働することでAさん親子への支援がスムーズにできたこと、関係機関の横の連携がとれるような体制づくりが今後の課題であることを報告した。

　運営協議会の委員から、相談体制の縦割りの弊害や分野横断的な連携の方法についてさまざまな意見が出た。検討の結果、関係機関の情報共有や連携を目的とした、地域連携会議を設置することになった。地域連携会議には、対象者別に設置されている各種相談支援センターや関係機関の実務者に加えて、NPO法人やボランティア団体へも参加を依頼することになった。また、連携を強化するための方法として、多職種連携やチームアプローチの必要なケースを用いて事例検討をすることにした。その事例検討会は、ネットワーク機能を有する地域ケア会議として位置づけることになり、事務局を地域包括支援センターが担うことになった。

　地域連携会議に参加する関係機関の担当者は、事例検討会を通して相互理解を深めていった。これらの実績が認められ、高齢・障害・児童・生活困窮の相談センターの機能をまとめた、福祉の総合相談窓口を市役所内に設置するに至った。

D. 総合相談機関としての地域包括支援センター

　この事例は、高齢の母親が精神疾患のある娘の世話をしていたものの、母親の状態変化により、支援が必要となったケースである。複合的な課題を抱えていたことから、母親と娘を支援するそれぞれの機関が連携、協働しながら支援していった。その中心的役割を担ったのが、地域包括支援センターの社会福祉士である。

　地域包括支援センターは、地域住民の心身の健康の保持および生活の安定のために必要な援助を行うことにより、地域住民の保健医療の向上および福祉の増進を包括的に支援することを目的としている。包括的支援事業等を一体的に実施する役割を担う中核的機関として市町村に設置されてお

り、事業内容として総合相談支援業務や地域ケア会議の実施などがある。

地域ケア会議は、個別ケースの検討や地域課題の検討を通して、高齢者個人に対する支援の充実と、それを支える社会基盤の整備を同時に推進する目的がある。地域包括ケアシステムを実現するために、個別課題解決機能、地域課題発見機能、ネットワーク構築機能、地域づくり・資源開発機能、政策形成機能の5つの機能を有している。これらの機能を発揮しながら、個別支援と地域支援を一体的に行っていく。

E. 多機関による包括的な支援体制

地域には多様なクライエントが存在している。クライエントを支援する機関は、それぞれの法的基盤に基づき、その目的に沿って援助を展開していく。そのほとんどが高齢者、障害者、生活困窮、児童など対象者別の支援を行うものである。地域包括支援センターは、行政機関、保健所、医療機関、児童相談所など必要なサービスにつなぐ、多面的（制度横断的）支援の展開が期待されている。

Aさん親子のように、クライエントが複数存在する場合は、マルチパーソンクライエントシステムという捉え方が必要である。その場合、援助者側も単一の機関では対応が困難であることから、マルチパーソン援助システムとして、関係機関が連携・協働することになる。

2021（令和3）年4月に**重層的支援体制整備事業**が創設された。これは、市区町村において、①属性を問わない相談支援、②参加支援、③地域づくりに向けた支援、の3つの支援を一体的に実施する事業である。属性を問わない相談支援は、本人や世帯の属性にかかわらず受け止め、包括的に対応する相談支援事業である。

設置の目的や法的基盤が異なる機関がクライエントにかかわる際、立場の違いから離齬が生じる恐れがある。それらを防ぐためにも、多機関が連携・協働する前提として、互いの機能や役割、業務内容等を相互に理解する取組みが重要である。

本事例では、Hさんは、Aさん親子に対するサービス調整役を担った。多機関が連携するには、Hさんのようにコーディネーターとしての役割を果たす存在が重要である。また、ネットワーク機能を有する地域連携会議のように、普段から連携・協働するための仕組みが必要である。多機関による包括的な支援体制を構築することの重要性がここにある。

A. 社会資源を活用しながら認知症高齢者の在宅生活を支援した事例

　Bさん（79歳、男性）は、3年前に病気で妻を亡くしてからは一人暮らしである。子どもは県外に住む長男一人で、普段は電話のやりとりをする程度である。Bさんは、妻を亡くしてから近所のふれあい・いきいきサロン（以下、サロン）に参加していたが、数ヵ月前から、サロンやゴミ出しの日を間違えるようになった。また、サロンでは同じ話を繰り返したり、近くのスーパーで同じ商品をいくつも買う姿が見られるようになった。

　サロンでボランティアをしている民生委員のIさんは、Bさんの了解を得て長男に連絡した。急いで帰省した長男は、台所や廊下にたくさんの品物があふれている様子に驚いた。Iさんと長男の付き添いで病院を受診したBさんは、軽度の認知症の診断を受けた。主治医やIさんの助言もあり、介護保険を申請した。

　Bさんを担当することになった居宅介護支援事業所のJ介護支援専門員（社会福祉士）は、すぐに**アセスメント**を実施した。**サービス担当者会議**を開催して、訪問介護を導入、サロンにはIさんが送迎して参加を継続することになった。

B. Bさんの変化と対応策の検討

　サービスの利用開始後、3ヵ月は落ち着いた生活を送っていたBさんだったが、ある日、みそ汁を温めようと鍋を火にかけたまま庭の草取りを始めてしまった。たまたま様子を見に来たIさんが焦げくさいにおいに気がつき、大事には至らなかったが、心配したIさんはJさんに連絡した。

　Bさん宅を訪問したJさんは、緊急の**モニタリング**を実施した。その結果、この1ヵ月ほどでBさんの認知機能が急激に落ちていることが明らかになった。Bさんの了解を得て台所に入ったJさんは、真っ黒く焦げた鍋がほかにもあることを確認した。このままでは火事の心配もあることから、サービスの見直しが必要であると考えたJさんは、サービス担当者会議を招集することにした。Bさん親子や関係者が参加し、①今後の生活の見通し、②Bさんの変化に対応した支援の具体的内容、③緊急時の対応

方法、の3点について検討した。

今後の生活の見通しについては、参加者によって見立てや意見が異なっていた。火災の危険性があることから在宅生活を心配する意見もあったが、最終的には、「家で暮らしたい」というBさんの意見を尊重し、自宅での生活を継続できるよう支援体制を整えることになった。

具体的な支援内容として、訪問介護の回数を増やし、火災の危険性については自動消火器を設置することにした。デイサービスの利用はBさんが拒否したため、サロンの利用を継続することになり、サロンの日はIさんやサロンボランティアがお誘いの声かけと送迎をするようにした。長男は、Bさんが自宅で一人で過ごす時間が長いことを心配していた。その対応策としてJさんは、近隣住民による見守りと**傾聴ボランティア**の派遣の提案をした。緊急時の対応については、長男に連絡すると同時に、民生委員や自治会長など、近隣の方の協力が得られることになった。

プラン見直しから2週間後、Jさんはモニタリングを実施した。訪問介護の支援の入らない日は、サロンに出かけたり、近隣住民の見守りや傾聴ボランティアが訪問することで、毎日誰かがBさんとかかわる体制が整い、Bさんは落ち着いた生活を送ることができていた。その一方で、玄関先の掃除やペットの世話を頼まれることがあり、対応が難しいことの報告が傾聴ボランティアからあった。介護保険で対応できない内容であることから、Jさんは社会福祉協議会に相談し、地域の**支え合い活動**の団体を紹介してもらった。

その相談の際、Jさんは市内のボランティア団体や支え合い活動の団体の具体的内容を一覧にした資料作成の必要性を訴えた。Jさんの対応をした社会福祉協議会の**ボランティアコーディネーター**は、地域にあるボランティア団体の活動について、もっと広く知ってもらう必要があると考えた。そこで、フォーマル・インフォーマルサービスの関係機関に呼びかけて、ネットワーク会議を企画した。ネットワーク会議でそれぞれの団体の情報を集約した内容は、社会資源マップという冊子にまとめ、市内の関係機関に配付することができた。

C. 在宅生活を可能にする社会資源の協働体制

Bさんのように住み慣れた地域で暮らし続けるには、それぞれが抱える生活課題・ニーズを解決するためのさまざまな社会資源が必要となる。

高齢者福祉分野では、介護保険施行後さまざまな**フォーマルな社会資源**が整備されてきた。しかしながら、地域生活を送るには、フォーマルな社

傾聴ボランティア
相手（語り手）の話を聴くボランティア。「聴く」ことには、語り手の不安や苦しみなどを和らげる効果がある。相手が語る苦しみや不安を否定せずじっくり聴くことは、語り手の存在を認めることにつながる。近年は、さまざまな団体が傾聴ボランティアを養成し、ホスピスや緩和ケア病棟、自然災害等の被災者や独居高齢者宅の訪問など、活動の場が広がっている。

会資源だけで、すべてに対応できない状況がある。これらの制度の隙間を埋めるのが、**インフォーマルな社会資源**である。介護保険制度では、ケアプラン作成において、インフォーマルな社会資源の導入が推奨されている。Bさんの事例でも、介護保険によるサービスだけではニーズのすべてに対応できないことから、近隣住民による見守りや傾聴ボランティアなどのインフォーマルな社会資源を活用することになった。

　フォーマルな社会資源においては、公的であることから高い専門性を備え、継続的で安定したサービスを受けることができるメリットがある。一方で、制度が画一的で、対象者として認定されなければ利用できないといったデメリットもある。それに対して、インフォーマルな社会資源は、サービスに縛りがなく、柔軟な対応ができるというメリットがあるが、サービス内容が安定しなかったり、場合によっては質が低いといったことが生じる場合がある。

　近年は、制度の狭間を埋める役割への期待があることから、地域住民による**支え合い活動**を実践している地域が増えている。これは、2016（平成28）年6月2日に閣議決定された「**ニッポン一億総活躍プラン**」において、地域共生社会の実現に向けて、「支え手側と受け手側に分かれるのではなく、地域のあらゆる住民が役割を持ち、支え合いながら、自分らしく活躍できる地域コミュニティを育成し、福祉などの地域の公的サービスと協働して助け合いながら暮らすことのできる仕組みを構築する」と示されたことによる。

　住み慣れたわが家で暮らし続けるということは、日常のこまごましたことを誰かが対応しなければならないことを意味する。その人が大事にしていることを尊重し、できる限り対応できる環境を整える必要がある。そのためには、クライエントのことをよく理解したうえで、フォーマル・インフォーマルな社会資源が協働できるよう調整していくことが求められる。

D. 社会資源の調整とソーシャルアクション

　目的や背景、法的基盤や理念などが異なる機関が協働するには、相互理解が欠かせない。それぞれの機関が互いに得意とすることや苦手とすることを理解して補完し合うことで、過不足のないサービスを調整できる。そのためにも、相手をよく「知る」ことが重要になる。このときの「知る」には、2つの意味がある。1つは、フォーマル・インフォーマルな社会資源の担い手がそれぞれを互いに「知る」ことである。ボランティアコーディネーターが企画したネットワーク会議は、それぞれの機関の相互理解を

深める役割を果たしているといえる。2つ目が、フォーマル・インフォーマルな社会資源のことを地域住民や関係機関に「知ってもらう」ことである。事例の社会資源マップの配付がこれにあたる。この2つの「知る」が成立することで、協働のための環境が整う（**図7-4**）。

図7-4　ネットワーク会議

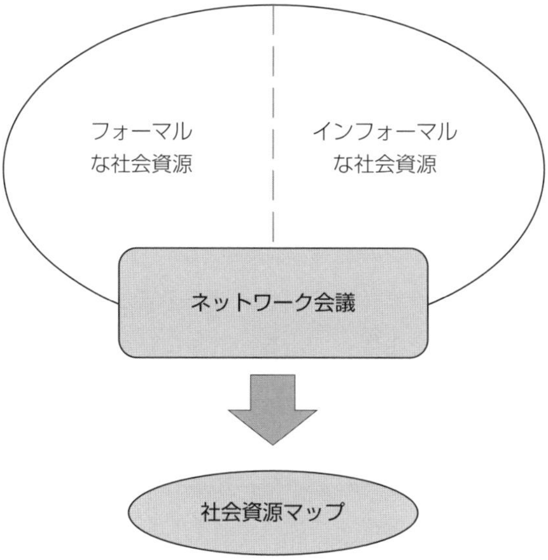

```
    ┌─────────────────────────────┐
    │  フォーマル    │  インフォーマル  │
    │  な社会資源     │  な社会資源      │
    │            ┌────────────┐      │
    │            │ ネットワーク会議 │      │
    └────────────└────────────┘──────┘
                     ↓
              （ 社会資源マップ ）
```

出典）筆者作成.

　さらに、多様な生活ニーズに対応するには、地域に存在しない資源の開発をしていく姿勢が望まれる。Jさんが社会福祉協議会に相談したことが、ネットワーク会議の開催となり、社会資源マップの作成と配付につながった。社会資源マップに情報を落とし込むことで、地域で充足しているサービスや不足しているサービスが可視化できる。不足する社会資源を開発していくためのソーシャルアクションも、社会資源の協働体制を構築するためには必要な取組みである。

　地域にはさまざまな社会資源が存在している。地域に点在する社会資源が有機的に結びついていくためには、ソーシャルワーカーがコーディネーターとして機能することやソーシャルアクションが重要である。フォーマルな社会資源とインフォーマルな社会資源が、互いに補完し合いながら連携し、協働していく体制が望まれることの意味がここにある。

4. ソーシャルサポートネットワーキング

A. 多様なサポートを活用し、クライエントの変化と成長を促した事例

　Cさん（15歳、女性）は中学3年生である。昨年までは両親と三人暮らしをしていた。中学2年の春休みに両親が離婚し、アパートに引っ越してからは、母親（48歳）と二人暮らしである。それまで専業主婦であった母親は、近所のスーパーで働き始めたが、二人で暮らすには生活費が足りないことから、夜はビルの清掃の仕事に就き、何とか二人でギリギリの生活ができる状況である。仕事で疲れた母親を気遣い、Cさんは食事の支度など家事のほとんどを手伝っている。慣れない家事の手伝いに加え、転校したことでクラスになじめないこともあり、学校には遅刻しがちで保健室で過ごす日もある。

　Cさんは、進路のことで悩んでいた。仕事で疲れ切った母親を見て、あまり苦労はかけられないと考え、高校を卒業したら就職しようと考えている。そのため、勉強にも身が入らなくなり、3年生になり成績は下降している。夏休み前の三者面談では、担任の教諭から成績の低下について指摘された。Cさんは、大学には進学せず就職に有利な高校に行きたいと話した。大学まで行かせてあげたいと話す母親と、両者の意見は平行線のままで面談は終了した。

　2学期が始まってからもCさんは勉強に対する意欲がわかず、保健室で過ごす日はますます増えていった。保健室では寝て過ごすことが多かったが、次第に進路に対する不安を口にするようになった。対応していた養護教諭は、担任の教諭に連絡し、**スクールソーシャルワーカー**に相談することを提案した。

　連絡を受けたスクールソーシャルワーカーのKさん（社会福祉士）は、Cさんの面談を実施した。「心理カウンセラーの仕事に興味があるから、本当は大学に行きたい。だけど、今の母の状況を見ていたら、そんなわがままは言えない。家も大変だし大学はあきらめる」というCさんの思いを聴いたKさんは、**子ども食堂**に併設されている無料で学習支援を受けられる塾（以下、無料塾）の利用を提案した。その無料塾は子ども食堂を実施するNPO法人が開設したものである。家庭の事情などにより有料の塾に通っていない中学生に対し、学習支援を行っている。国立大学の教育

スクールソーシャルワーカー
SSW: school social worker

子ども食堂
子どもやその親に対し、無料または安価で栄養のある食事などを提供するための活動。対象者を限定せず、広く地域の人びとに開放しているところもある。
➡ p.46
第3章2節B.[1]の側注も参照。

学部や心理学を専攻している学生がボランティアとして協力していることから、Cさんの**ロールモデル**としても期待できると考えた。

　母親と一緒に子ども食堂と無料塾の見学をしたCさんは、ボランティアの大学生が勉強を教えていると知り、利用することを決めた。Kさんは、学校内のケース検討会でCさんのケースを取り上げた。そこには、無料塾や子ども食堂のスタッフ、民生委員も参加し、それぞれの役割と互いに連携・協力していくことを確認した。Kさんは、母親や担任、無料塾や子ども食堂のスタッフと連携をとりながら、Cさんの学習に対するモチベーションが低下しないよう、定期的に面談を実施した。面談では、Cさんの頑張りを認める発言を繰り返し伝えていった。

B. 無料塾利用後のCさんの変化と成長

　Cさんは、Kさんやボランティアの大学生と話をすることで、今後の自分の進路について具体的に考えるようになった。奨学金制度などについて知ることで、大学受験を視野に入れた高校進学を考えるようになった。母親とも話し合い、その後に実施した三者面談では、将来は心理カウンセラーやスクールソーシャルワーカーのような仕事に就きたいので、大学への進学を希望すること、そのためにも高校受験を頑張りたいと話した。Cさんは必死に勉強に取り組んだ結果、無事に希望した高校に合格した。その後、大学生となったCさんは、ボランティアサークルに入り、自分が学んだ無料塾で学習ボランティアとして活動を始めた。

C. ソーシャルサポートの6つの機能

　ソーシャルサポートとは、社会的関係の中で他者から得られる支援を意味している。渡部[5]は、**ウィルス**が示したソーシャルサポートの6つの機能をもとに、サポート機能とそれぞれに必要な技術について示している。以下にソーシャルサポートの概要を示す。

（1）自己評価サポート

　人は自信を失うような状況になった時に、他者に話を聴いてもらえることで、気持ちが落ち着き自信を取り戻すことがある。他者に話を聴いてもらい、受けとめられることで、自分自身が価値ある存在であることを確認できる。このようなサポートが自己評価サポートである。

（2）地位のサポート

　人は集団に属することで安心感をもち、役割をもつことで社会的に承認

されていると感じることができる。誰かの役に立っているという実感は、自己の存在を強める。たとえ、他者のために何もできない状態であったとしても、本人が「大切にされている」ことを感じることができれば、その存在が承認されていることになり、地位のサポートになる。

(3) 情報のサポート

クライエントが抱えている生活課題やニーズを解決するための社会資源について、どのようなものがどこに存在するのかなど、その人に必要な情報が提供されるのが情報のサポートである。

(4) 道具的サポート

家事や身体介護などの労働力や生活必需品や食料などを提供すること、移動手段のない人への送迎サービスなど、目に見える種類のサポートが道具的サポートである。

(5) 社会的コンパニオン

初めての場所や体験は緊張や不安が生じやすい。そのようなときに、一緒にいてくれる人がいるだけで、緊張が和らいだり、安心してその場を楽しめたりできる。このような役割を果たすことが社会的コンパニオンである。

(6) モチベーションのサポート

何かの目標を立てて取り組むとき、大変な状況に陥ったり課題に直面することで、モチベーションが低下することがある。目標に向けて、大変な状況を乗り越え、自分らしい生活を継続していくには、周りからの励ましやサポートが効果を発揮する。本人の頑張りを認め、それを本人にフィードバックすることで、モチベーションを支えることがモチベーションのサポートである。

D. Cさんに対するソーシャルサポート

ジェネラリスト・ソーシャルワークにおいて、成長と変化を促進するプロセスは重要な視座である。クライエントのもつ力（**ストレングス**）を信じ、クライエント自らが自分自身の課題に気づき、その解決に向けて取り組んでいけるよう、サポートしていく。このことがクライエントを**エンパワメント**することにつながる。この事例では、Cさんのもつ力を信じて支援を展開することで、Cさんは高校合格や大学入学という課題を達成できた。本人の内発的な力は、エンパワメントの源流となることから、それを発揮できるようソーシャルサポートを活用することが重要である（**図7-5**）。

フォーマルな社会資源やインフォーマルな社会資源などのソーシャルサ

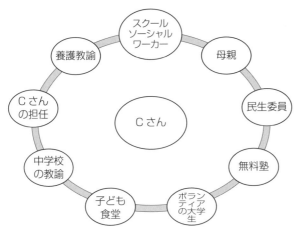

図7-5　Cさんのサポート

スクールソーシャルワーカー

養護教諭

母親

Cさんの担任

民生委員

中学校の教諭

Cさん

無料塾

子ども食堂

ボランティアの大学生

出典）筆者作成.

ポート機能を有する資源が有機的につながり、ネットワークを形成・維持することを**ソーシャルサポートネットワーキング**という。ソーシャルサポートネットワーキングが形成されることで、地域で同じような状況にある人を支える仕組みとしても展開できる。

　ネットワークとは、「関係者のつながりによる連携・協働・参画・連帯のための状態及び機能」[6] である。①専門職だけで構成された援助システム、②地域住民やボランティアなどのインフォーマルサポートの担い手で構成された援助システム、③専門職とインフォーマルサポートの担い手で構成された援助システムに類型化されている[2]。

　Cさんを取り巻く多様なソーシャルサポートをつなげる役割を果たしていたのが、スクールソーシャルワーカーのKさんである。ソーシャルワーカーは、ひとりの力ですべてのソーシャルサポートを発揮できるわけではない。地域に点在しているさまざまなソーシャルサポートを見出し、つなげ、クライエントの支援に活用できるようネットワークを築いていく。ネットワークは構築することが最終目的ではなく、多様な援助システムを有機的につなげ、支援過程でそれらを活用していくことが重要である。そのためにも、ソーシャルワーカーには、コーディネーターとしての役割が期待されている。

ソーシャルサポートネットワーキング
social support networking

5. 多職種連携とチームアプローチの意義

A. クライエントの自立に向けて多職種がチームで対応した事例

Dさん（男性、43歳）は、アパートで一人暮らしをしている。高校を卒業後、工場に就職したが、1年前に工場が倒産し無職になった。雇用保険の失業給付を受給しながら、**公共職業安定所（ハローワーク）**に通っていたが、正社員の求人は少なく、面接を受けても就職に結びつかないまま日々が過ぎていった。自信をなくしたDさんは、体調を崩し数日間寝込んだことをきっかけに、アパートに引きこもるようになった。Dさんは結婚歴もなく、両親もすでに他界している。兄弟もいないことから、身近に相談できるような人もいなかった。貯金も底をつき、家賃を払えなくなったことから、Dさんはアパートを退去しなければならなくなった。困り果てたDさんは、ハローワークへ相談に行き、そこで**生活自立支援センター**を紹介された。

ハローワークから連絡を受けた生活自立支援センターの**主任相談支援員**のLさん（社会福祉士）は、Dさん宅を訪問し、面談を実施した。Dさんの抱えている課題は、アパート退去による住宅の確保の問題や、今後の生活費の確保、ひきこもり生活による生活面への影響など多岐にわたっている。Dさんは、働きたいという意思はあるものの、体調が思わしくないこともあり、具体的な行動を起こせないでいた。就職活動がうまくいかなかったこと、また、アパートを出ても新たにアパートを借りるお金もないことから、今後の生活に大きな不安を抱え、精神的にもかなり疲弊している。

Dさんの抱える生活課題は多岐にわたり、かつ深刻であること、さらに住宅の確保など緊急性を要することからLさんは、対応策を検討するために、**支援会議**を開催することにした。支援会議には、フォーマルな機関をはじめ、NPO法人やボランティア団体などの関係機関にも参加を依頼した（**図7-6**）。

生活自立支援センター
生活困窮者自立支援制度において、生活に困りごとや不安を抱えている人の相談窓口。一人ひとりの状況に合わせた支援プランを作成し、解決に向けた支援を行う。

支援会議
支援会議は、生活困窮者自立支援制度の会議体として生活困窮者自立支援法9条によるものと、重層的支援体制整備事業の会議体として社会福祉法106条の6に規定されたものがある。

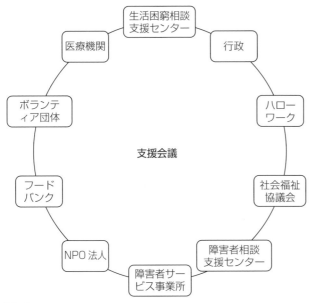

図 7-6　支援会議のメンバー

出典）筆者作成.

B. D さんへの支援内容

　支援会議では、これまでの情報を共有したうえで、D さんの抱える生活課題について、関係者と協議し、対応策について検討した。その結果、まずは住宅の確保をしたうえで、医療機関を受診して健康状態を確認することになった。求職活動に関しては、生活環境を整えたうえで取り組むことが方針として共有された。

　支援会議の結果を受け、D さんへ**住居確保給付金**について説明した結果、申請することになった。D さんは一人で手続きに行くことに不安を訴えたため、L さんが付き添い、一緒に手続きを行った。支給が決定し、住むところの決まった D さんは、気持ちも落ち着いた様子であった。NPO 法人や**フードバンク**の協力もあり、食料品や生活必需品もそろい、生活環境も整ったことから、就労に向けて考えることができるようになった。

　求職活動に関しては、生活自立支援センターの**就労支援員**がハローワークと連携しながら支援に当たった。これまでの仕事の経験を踏まえながら、相談に乗ってもらうことで、**就労訓練事業**を利用しながら、再就職に向けて取り組んでいくことになった。就労支援員のサポートを受けながら、就労訓練事業を利用していた D さんは、その後ハローワークの紹介を受けて、就職することができた。

住居確保給付金
主たる生計維持者が離職・廃業後 2 年以内である場合や、給与等を得る機会が、離職・廃業と同程度まで減少している場合に実際の家賃額を原則 3 ヵ月間支給する制度。

フードバンク
全国フードバンク推進協議会によると「安全に食べられるのに包装の破損や過剰在庫、印字ミスなどの理由で、流通に出すことができない食品を企業などから寄贈していただき、必要としている施設や団体、困窮世帯に無償で提供する活動」としている。

C. 生活困窮者への自立支援

　生活困窮者自立支援法は、生活困窮者自立相談支援事業の実施、生活困窮者住居確保給付金の支給、その他の生活困窮者に対する自立の支援に関する措置を講ずることにより、生活困窮者の自立の促進を図ることを目的としている。基本理念では、生活困窮者の「**尊厳の保持**」「地域社会からの孤立の状況」に応じた支援の必要性が示されている。地域における福祉、就労、教育、住宅、その他の生活困窮者に対する支援に関する業務を行う関係機関や民間団体との緊密な連携など配慮することが求められている。

　生活困窮者とは、同法3条に「就労の状況、心身の状況、地域社会との関係性その他の事情により、現に経済的に困窮し、最低限度の生活を維持することができなくなるおそれのある者」と規定されている。対象者は、ホームレスやひきこもりのみならず、長期離職者やフリーランス、外国籍の人など多様化している。「制度の狭間（谷間）の人」といわれてきた人びとの相談に、適切に対処する必要がある。彼らが抱える課題は多岐にわたることから、住宅や年金、労働、自殺対策など、多様な関係機関とのチームアプローチが求められている。生活が困窮する背景にはさまざまな要因があることから、生活困窮者への対応は「本人が抱える生きづらさ」への理解と、本人の「尊厳の保持」が重要になる。

ソーシャル・エクスクルージョン
social exclusion

　また、社会的孤立がある場合は、社会的孤立に至った背景があり、さらに地域社会からの排除（**ソーシャル・エクスクルージョン**）といった問題が隠れていることもある。このような場合は、相談機関につながらないことも多いことから、**アウトリーチ**を積極的に行う必要もある。

D. 多職種連携とチームアプローチ

　生活困窮に陥る背景はさまざまであることから、解決すべき課題は複合的で多岐にわたることが多い。Dさんは、ハローワークや生活自立支援センターの主任相談支援員や就労支援員、ボランティア等の支援を受けることで、課題を解決することができた。

　複数の生活課題がある場合、複数の専門職が連携しチームで対応するマルチパーソン援助システムで対応することになる。異なる専門職がチームを組み、課題解決に向けて連携しながら取り組んでいくには、多職種による多様な視点の共有と連携・協働する姿勢が重要になる。チームが成果を出す要因として、①チームワーク、②目標達成への明確な道筋と戦略、③適切な能力を有する人材の確保と配置[7]が指摘されている。

多職種がチームとして機能することで、効果を発揮する一方、多職種連携を妨げるものとして、①周辺環境の障壁、②専門職間の障壁、③連携展開上の障壁[8] が指摘されている。①は専門職の所属する組織や機関の制度上の位置づけや理念等の違いによる障壁である。②は専門職間の役割や価値・倫理の違いにより葛藤が生じることである。③は連携の展開過程で生じる障壁である。これらを解決するには、それぞれが互いの専門性を理解し、尊重しながら連携・協働することが必要となる。野中[9] は、良好な連携のためには、①対人関係要因、②組織的要因、③制度的要因、の3つの要因を理解する必要があると指摘している。多職種間の連携がうまくいくには、連携を阻害する要因への対応や、多職種と連携する力を発揮するための**多職種連携コンピテンシー**が求められている。

6. 機関・団体間の合意形成と相互関係

A. 権利擁護に関する課題に広域的に対応した事例

E町は、人口1.5万人で高齢化率は40％を超え、少子高齢化が進行している。E町のあるS郡は中山間地にあり、郡内にある5町は同じような状況である。

E町社会福祉協議会は、以前からS郡内の社会福祉協議会と連絡協議会（以下、社協連絡会）を立ち上げ、地域の広域的な課題について共有し、対応策の協議を重ねてきた。近年は、認知症の高齢者も増えており、高齢者に対する消費トラブルなどさまざまな課題が生じていることが話題になることも多い。

E町社会福祉協議会のMさん（社会福祉士）は、生まれ育った地域で最後まで尊厳をもって自分らしい生活を継続していくには、権利擁護に関する取組みが必要であると考えた。取組みの必要性を示すために、さまざまな機関から権利擁護に関する困りごとや取組みについて情報収集した。

その結果、高齢者の消費トラブルに加えて、サービスの契約に関しても課題が生じていることが明らかになった。介護保険法が施行されて以降、認知機能の低下により、サービス利用の契約に際して支援が必要なケースが増えているとのことであった。また、高齢者だけでなく、知的障害や精神障害のある方々も同様の課題を抱えていた。E町に限らず、郡内の4町

でも同じような状況で、**成年後見制度**に関する周知も十分ではなかった。

司法分野の専門職の人的資源の問題もあり、権利擁護に関しては広域的に取り組む必要があると M さんは考えた。そこで、成年後見制度の普及と啓発を目的としたプロジェクトの立ち上げを上司に提案し、了解が得られた。そして、社協連絡会でプロジェクトの提案をしたところ、全員の賛同が得られ、S 地域権利擁護プロジェクトが立ち上がった。E 町社会福祉協議会がその事務局を担い、M さんはその担当になった。

このプロジェクトを軌道に乗せるには、行政の理解がなければうまくいかないことから、M さんは県の担当課に相談した。県からの呼びかけにより、担当課職員による 5 町合同の成年後見制度の検討会が立ち上がった。その後、5 町の合意が得られたことから、S 地域権利擁護プロジェクトと行政による検討会は統合され、成年後見センター立ち上げのための準備委員会へと移行した。

1 年間の準備期間を経て、S 地域成年後見センターが立ち上がった。その経費は 5 町が分担し、プロジェクトの事務局を担っていた E 町社会福祉協議会が 5 町からの委託を受け、実施することとなった。

B. 取組みの実際

S 地域成年後見センターの活動を推進するために、運営協議会、調整会議、個別支援会議、連携会議が設置されている。運営協議会は、5 町の代表者が集まり、事業の進捗状況や運営方針等について協議する会議である。調整会議は、制度利用の必要性の判断や、申し立てをする際の後見人等の候補者の検討をする会議である。個別支援会議は、支援内容の検討や後見人等の困りごとに対する相談など、被後見人等と後見人等の双方を支援する会議である。連携会議は、司法関係者と保健・医療・福祉の専門職や関係機関が集まり、連携体制を強化するための課題について検討する会議である（**図 7-7**）。

S 地域成年後見センターの担当となった M さんは、まずは、広報・啓発と相談機能の強化が必要だと考えた。そこで、地域住民や関係機関に成年後見制度そのものを知ってもらい、気軽に相談してもらう取組みを考えた。その取組みの一環として、社会福祉士会、司法書士会、**日本司法支援センター（法テラス）**の協力を得て、5 町に出向き、出前講座や出張相談会を積極的に実施した。

日本司法支援センター（法テラス）
全国どこでも法的なトラブルの解決に必要な情報やサービスの提供を受けられるよう、総合法律支援法に基づき、2006（平成 18）年 4 月 10 日に設立された法務省所管の公的な法人。

図7-7　Ｓ地域成年後見センター会議の図

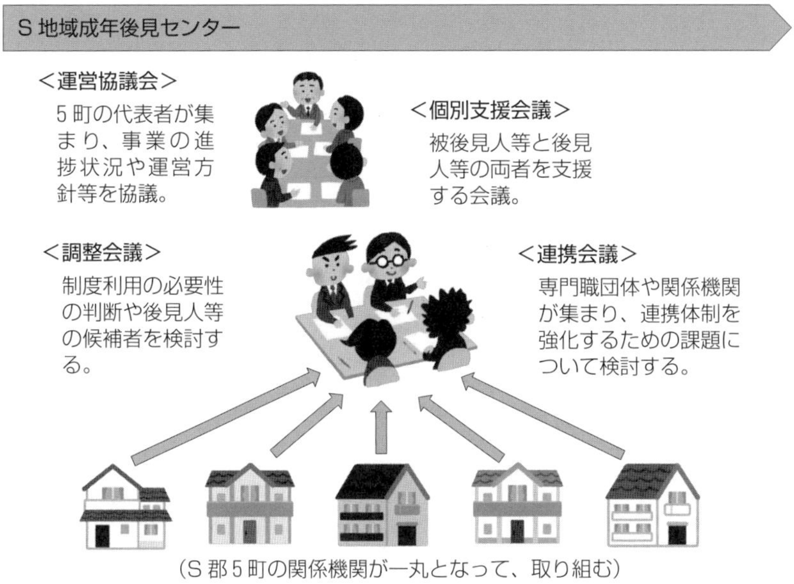

Ｓ地域成年後見センター

＜運営協議会＞
５町の代表者が集まり、事業の進捗状況や運営方針等を協議。

＜個別支援会議＞
被後見人等と後見人等の両者を支援する会議。

＜調整会議＞
制度利用の必要性の判断や後見人等の候補者を検討する。

＜連携会議＞
専門職団体や関係機関が集まり、連携体制を強化するための課題について検討する。

（Ｓ郡５町の関係機関が一丸となって、取り組む）

出典）事例のもととなったＳ地域成年後見センター説明資料を作成者の了解を得て一部修正.

　成年後見制度やＳ地域成年後見センターの取組みに対する理解が進んだことで、関係機関からの相談は次第に増えていった。精神科の病院からは10年以上入院している患者の相談があった。身元引受人であった母親が亡くなり、身寄りがないことから病院の精神科ソーシャルワーカーが、金銭管理を行っていたケースである。成年後見制度の申し立てをできる親族がいないことから、調整会議を開催し、**首長申し立て**をすることになった。審判の結果、Ｅ町社会福祉協議会が後見人として選任され、**法人後見**の業務を行うことになった。

C. 広域的な取組みに向けた合意形成

　社会福祉基礎構造改革以降、介護保険制度を始め、契約に基づく福祉サービスの利用が主流となっている。福祉サービスを利用する利用者の中には、認知症や、知的障害、精神障害などにより判断能力が十分でないことから、契約に際し支援を要するケースや、金銭管理等に支障をきたすケースが増加している。また、経済的虐待を始めとする、さまざまな権利侵害が生じている事例も報告されている。

　権利擁護は、人の尊厳にかかわる重要な取組みである。権利侵害は家庭内や施設内で生じることもあり、また当事者が声を上げにくいことなども

首長申し立て
親族がいない、あるいは申し立てることを拒否する、等の場合、本人が居住する地域の首長（市区町村長）が成年後見制度の利用を申し立てること。

法人後見
社会福祉法人や社団法人、NPOなどの法人が成年後見人になり、判断能力が不十分な人の保護や支援を行うこと。保佐や補助についても、法人で受けることが可能である。

影響し、潜在化しやすい傾向がある。これらの問題に対し、クライエントにかかわる関係機関や専門職は権利擁護に関する正確な理解と、適切な対応が求められる。さらに、地域住民に対して広報・啓発をすることで、権利侵害に対する地域住民の意識を高めることにつながる。

成年後見制度の活用は事後対応型の支援になるが、権利擁護に関する啓発・普及活動は**予防的アプローチ**になる。地域住民の権利擁護に対する意識が高まることで、虐待などの権利侵害につながる言動を未然に防ぐことができる。さらに、権利擁護に関しては、**代弁機能（アドボカシー）**も重要である。個々人のレベルに対する**ケースアドボカシー**から、行政への働きかけなどの**コーズアドボカシー**など、ミクロレベルからマクロレベルまで対応する姿勢が求められる。

権利擁護活動を展開するには、地域の人材によっては、広域的に展開することも重要である。この事例においても、1つの町では対応が困難な権利擁護の取組みを、5町で合意できたことから、成年後見センターの立ち上げへとつながった。広域的な展開をしていくうえで、重要になるのが、それぞれの機関が、それぞれの特性を理解し、互いに相手を尊重することである。時には、機関間に利害関係が生じる場合もある。そのためにも、多様な機関や団体が合意形成をしていくには、相互理解が欠かせない。さらに、その合意形成の基盤になるのが、クライエント主体やクライエントの尊厳を守るという価値の共有である。

誰の何のための合意形成であるのか、それぞれの機関が目的を共有できれば、たとえ立場や役割は異なったとしても、合意形成が可能となる。市町村の枠を超えて、広域的な取組みを展開する場合は、地域性に配慮し、より丁寧なプロセスによる合意形成が求められる。

異なる機関・団体が合意形成し、連携・協働することは、それぞれの機関・団体に所属するメンバーの相互理解から始まる。相互理解に向けた学習行動として、①質問する、②情報を共有する、③支援を求める、④証明されていない行動を試みる、⑤失敗について話す、⑥意見を求める、の6点が示されている[10]。所属するメンバーが、普段の業務や会議などを通して率直な態度で学び、相互理解を深める姿勢が求められているといえる。

代弁機能（アドボカシー）
advocacy
人が生まれながらに有する権利が侵されるような状況に対し、その権利を守るために代弁したり、支援や助言を行うこと。近年は「権利擁護」と訳されることが多い。

ケースアドボカシー
case advocacy
アドボカシーにおいて、個人や家族などを対象としたもの。クライエント主体の支援に向けて、それぞれのクライエントや家族の利益と生活を守るための働きかけ。

コーズアドボカシー
cause advocacy
ケースアドボカシーによって蓄積された地域課題に対し、それぞれの利益や権利を守るために行政や社会に対し働きかけること。

7. 利用者・家族の参画

A. 自立に向けて本人と家族の意見を調整しながら支援した事例

　Ｆさん（19歳、男性）は、両親と三人暮らしで、兼業農家である自宅の農業を時々手伝う生活を送っている。もともと勉強は得意ではなく、高校には入学したものの、欠席が多く、学校を休んだ日は、ゲームをして過ごしていた。担任の教員の計らいもあり、市内のスーパーに就職することができたが、仕事が覚えられず注意されることが多いことから、遅刻や欠勤を繰り返すようになり、3ヵ月で退職した。退職後、数ヵ月は自分の部屋に引きこもりゲームばかりして過ごしていたが、両親からの勧めもあり、3ヵ月前から週に2〜3日は農業を手伝うようになった。

　Ｆさんは、農業に従事しない日は、ゲームをしたりアニメを見て過ごしている。農業の手伝いの報酬として、親から月に1万円をもらっている。小遣い程度の収入しかない理由は、一時期ゲームにはまって数十万円の課金をしてしまい、両親がその支払いをしたことが発端になっている。もう少し収入を増やしたいと考えているＦさんであるが、父親が金銭に厳格で、小遣いの増加は認めてもらえていない。この頃は父親と小遣いの件で言い争うことも増えてきた。

　そんなある日、小遣いのことで話をしていたＦさんと父親は、ゲームの課金のことで言い争いになった。興奮したＦさんは近くにあったものを手当たり次第に投げ、リビングのドアやガラスを壊してしまった。Ｆさんは、それから農業の手伝いをせずに、部屋に引きこもる生活を送っている。

　Ｆさんの対応に困った両親は、近所に住む民生委員の助言により、**障害者基幹相談支援センター**に相談することにした。障害者基幹相談センターのＰ主任相談支援専門員（社会福祉士）は、Ｆさん宅を訪問し両親からこれまでの話を聴いた。その後、廊下から部屋に閉じこもっているＦさんに声をかけた。「今後のことについて、一度話をしませんか。」というＰさんの声かけに、Ｆさんは了解し、今後の生活について検討することになった。

B. それぞれの意向の確認と今後の方針

　Ｐさんは、3人に個別面談を実施し、それぞれの意向について確認をし

た。その結果は、以下の通りである。

父親 息子に対して厳しくしていることは、わかっています。ですが、F
はこちらから声をかけないと、いつまでもゲームをしています。あの子は
一人っ子で親以外に頼れる人はいません。いずれ親の方が先に死んでしま
うでしょう。厳しく接しているのは、残されたFが困らないようにしたい
と考えているからです。家で一緒に暮らしていれば食べるものにも困ら
ないし、それほどお金は使わないですよね。小遣いが少ないのも、できる
だけたくさんのお金をFに残してやりたいと考えているからです。Fは
金銭管理ができないから、多くのお金を渡したら、またゲームの課金に使
うことはわかっています。

母親 夫のいうことも理解はできるのですが、もう少しFのやりたいよ
うにしてあげたいという思いもあります。ですが、夫は頑固ですので、私
がいくら言ってもなかなか聞いてもらえません。Fが後々苦労しないよう
にできるだけ多くのお金を残したいというのは、私も同じ考えです。あの
子は、学校にもあまりなじめなかったし、仕事も長く続けられなかったの
で、これからのことが心配です。中学生の頃に**療育手帳**のことを勧められ
たこともあったんですが、その時は必要ないと思って、そのままにしてし
まいました。あの時、手続きをしていたらよかったのかもしれません。親
が面倒をみなくちゃと思っています。

Fさん お父さんは僕の気持ちをわかってくれない。僕ももう20歳にな
るし、たくさんお金が欲しい。農業は疲れるからあんまりしたくないけど、
小遣いをもらえなくなったら困るし……。もっともっとお金が欲しい。そ
うしたら、ゲームもいっぱいできる。ゲームはとっても楽しいよ。それと、
僕もいつかは一人暮らしをしてみたい。「ゲームばっかりするな」とか、
「お金は大事に使いなさい」とか、あんまり言われたくない。一人になっ
たら、好きなことして過ごしたい。早く一人暮らしをしてみたいな。

　3人の意向を確認したPさんは、それぞれの表現は異なるものの、最終
目標となるのは、Fさんの自立した生活の確立であると考えた。その最終
目標に向けて、これからFさんと両親がどのようなことに取り組んでい
けばよいのか、段階を経て取り組む必要があると考えた。

C. 支援内容とFさんの変化

　Fさん家族のそれぞれの意向を確認したPさんは、Fさんの今後の支援
について検討するための個別支援会議を開催した。Pさんは、Fさんの意

見を聴くことを心がけて会議を進行した。Ｆさんの意向を踏まえ、一人で自立した生活ができることを最終目標に置き、そのための課題や取組みについて検討した。

療育手帳の申請については、18歳以上であることから市役所の担当課に相談し、申請手続きを行った。その後、障害福祉サービス等を利用するための準備を進めた。一人暮らしに向けた第１段階としては、親元を離れて**グループホーム**での生活を体験してみることになった。平日は就労継続支援事業所に通い、時々は自宅に戻って農業を手伝うことを計画した。そのための**サービス等利用計画**は、**相談支援事業所**の相談支援専門員が作成することになった。

Ｆさんの意見を尊重するＰさんの働きかけを見ていた両親は、自分たちの意見を伝える前に、Ｆさんの意見を聴くように変化していった。それらが功を奏し、Ｆさんはゆっくりではあるが、自分の意見が言えるように変化していった。

D. 利用者・家族の参画のための取組み

ケアプランやサービスは誰のものか。この問いに答えることは簡単ではあるが、その実践は難しい。本人主体はソーシャルワークの中核的な価値であり、ソーシャルワーク過程へのクライエントの参画は、ジェネラリスト・ソーシャルワークの特質の１つでもある。しかしながら、実践場面においては、本人主体の実践を展開するには、いくつかの課題がある。

その１つが、本人の発言への配慮である。近年では、サービス担当者会議を始め、会議への本人参加が基本的に求められている。そこで、自分自身の意見を言えるクライエントばかりではない。専門職を前にして、さまざまな専門用語が行き交う会議の場で、委縮して自分の意見を言えないクライエントも存在する。Ｆさんのように、知的障害がある場合は、自分の思いを言葉に表現することが難しい場合もある。クライエントが未成年であったり、知的障害などにより判断能力の低下が見られることは、本人主体の支援の難しさの要因の１つといえる。利用者・家族の参画は、ただ、会議の場に参加すればよいのではなく、その場で自分の考えを表現し、受けとめてもらえる環境が整って初めて可能となる。

このほか、本人と家族の意向が異なるときの対応や、本人・家族の意向と専門職側の意見が異なることもある。この事例において、Ｆさんと家族の意向は、それぞれ異なっていた。親から見た場合、成人したとはいえ、社会経験の少ないわが子の考えをそのまま受け入れることは心配な点も多

父権主義。強い立場にある者が、弱い立場にある者の利益のためと称して、本人の意志に関係なく介入や干渉などをすること。

く、口を出したり制限したくなることも生じやすい。よかれと思う親の対応が、結果としては**パターナリズム**の温床となることもある。また、クライエントができるだけ失敗をしないよう専門職側が意図的にサービス等を誘導することも、本人主体の支援とは言い難い。

クライエントの尊厳を守ることや自己決定を尊重するということは、危険を排除し、失敗のない安心・安全な生活を保証したり、そのための自己決定を促すことではない。クライエントが、自分にとってよりよい方法を判断できるよう支え、その判断を尊重し、受けとめていくことを意味する。大事なことは、「専門職としてクライエントの問題を解決できるか」という視点ではなく「クライエント自身が問題解決できるようにソーシャルワーカーは何をすべきか」[1] という視点である。

ジェネラリスト・ソーシャルワークでは、問題解決のプロセスを「**成長と変化を促進するプロセス**」と捉えている。会議にＦさんが参加し、自分の考えを自らの言葉で発信することは、Ｆさんの成長と変化の一助となる。自分自身の考えを伝えることが、Ｆさんにとって大きな自信へとつながる。自分の考えが尊重されることは、Ｆさん自身が尊重されることを意味する。このことが、本人・家族の参画の意味といえる。

注)
(1) 岩間伸之「講座ジェネラリスト・ソーシャルワーク No. 1」『ソーシャルワーク研究』31 巻 1 号，2005，pp.53-58.
(2) 岩間伸之「地域を基盤としたソーシャルワークの特質と機能」『ソーシャルワーク研究』37 巻 1 号，2011，pp.4-19.
(3) 岩間伸之『支援困難事例と向き合う―18 事例から学ぶ援助の視点と方法』中央法規出版，2014，p.153.
(4) ジョンソン，L. C. & ヤンカ，S. J. 著／山辺朗子・岩間伸之訳『ジェネラリスト・ソーシャルワーク』ミネルヴァ書房，2004，p.18, pp.127-128.
(5) 渡部律子『「人間行動理解」で磨くケアマネジメント実践力』中央法規出版，2013，p.224.
(6) 社団法人日本社会福祉士会地域包括支援センターネットワーク研究委員会「ソーシャルワーク実践におけるネットワーク構築の意義」『地域包括支援センターにおける連携・ネットワークの構築に関する研究研修事業報告書』社団法人日本社会福祉士会，2010，p.23.
(7) 山口裕幸『チームワークの心理学―よりよい集団づくりをめざして』サイエンス社，2008，p.140.
(8) 松岡千代「ヘルスケア領域における専門職間連携―ソーシャルワークの視点からの理論的整理」『社会福祉学』40 巻 2 号，2000，pp.17-38.
(9) 野中猛・野中ケアマネジメント研究会『多職種連携―地域生活支援のための理論と実践』中央法規出版，2014，p.14.
(10) エドモンソン，A. C. 著／野津智子訳『チームが機能するとはどういうことか―「学習力」と「実行力」を高める実践アプローチ』英治出版，2014，pp.40-46.

理解を深めるための参考文献

● 岩間伸之『支援困難事例と向き合う──18事例から学ぶ援助の視点と方法』中央法規
出版，2014.

18の支援困難事例を取り上げ、発生要因の分析と各事例への具体的なアプローチ法
について解説した本。支援困難事例と向き合うことの意味や対人援助における価値を
構造化して示している。実践の根拠としての「価値」を極めることの重要性について
学べる本である。

● 奥田知志・原田正樹編『伴走型支援──新しい支援と社会のカタチ』有斐閣，2021.

困窮や孤立など今日的なニーズへの支援である「伴走型支援」の理念と価値について
解説した本。地域づくりやアウトリーチなど、この支援を通して社会はどのように変
わるのか、実践や今後の課題、可能性などについて学び、考えることができる。

コラム 「存在」と「生きる意味や目的」を尊重するソーシャルワーク

　ソーシャルワーカーの実践は、何をもって相談援助として成立したといえるのか。クライエントにとってよりよい援助とはどのようなものか。この問いに私たちはどのように向き合っていけばよいのだろうか。ソーシャルワークを展開する際に活用する道具は自分自身であり、その道具の使用方法を決定づけるのが価値になる。つまり、どのような価値に立脚して援助を展開するのかが問われている。

　しかしながら、相談援助は個別性が高いことから、何をもってよしとするのか、その判断に迷うことも多い。判断のヒントになるのが、ジェネラリスト・ソーシャルワークの共通基盤としての価値になるだろう。「存在の尊重」は、その中でも根源的な価値であり、どのような場面においても揺るがない価値といえる。

　存在そのものを尊重することは、人や社会のために役に立つ、あるいは役に立たないという判断基準で、その人の価値を判断しないことである。存在を尊重した実践は、理念としては理解できても、実践は難しい。私たちは、人の役に立つことや地域社会において役割があることに、自分の存在価値を見出しやすい。そのため、他者のお世話になることを避けようとしたり、そのために困っていることが潜在化してしまうこともある。

　クライエントの生きづらさに焦点を当てて、存在していること自体を尊重することが重要である。そのことを通して、クライエント自身が生きる意味や目的を見出していけるようになる。このとき、社会に役に立つ、立たないといった評価は無意味である。

　時代背景や社会状況、国によっても制度や政策は変化していく。ソーシャルワークは時代とともに発展してきたことから、社会や時代の影響を強く受けざるを得ないという一面を持つ。しかしながら、それらがいかに変化しようとも変わらない、あるいは変えてはいけない普遍的な価値が存在する。その基盤になるのが、「存在の尊重」である。

　人を援助するとはどのようなことか。何をもってわれわれの実践が援助として成立したと判断できるのか。複雑化、深刻化する生活課題に対し、クライエントの存在を尊重した実践が求められるからこそ、価値が重要な意味をもつ。ジェネラリストの視点をもち、よりよい援助のあり方を問いつつ、実践を積み重ねていくことが、これからのソーシャルワークを発展させる源になるだろう。

第8章 ソーシャルワークの現場と臨床

社会福祉現場の構造を検討し、「現場」が政策や制度に規定されている「場」と、利用者とソーシャルワーカーの相互関係から成り立っている「臨床」から構成されていることを明確化する。そして、両者は、異なった原理で動いているため、「現場」には本質的な矛盾が存在し、その矛盾が「現場」の力動であることを解説する。

1

ソーシャルワークは、ミクロからマクロまでの広大な範囲を含む活動であるが、本質的には臨床的な性格をもつことを明らかにする。つまり、ソーシャルワーク理論が臨床から生まれたものであり、現代の俯瞰的で包括的な生態学的ソーシャルワークの視点にも、臨床的性格が貫かれていることを確認する。そして、ソーシャルワーク臨床から学ぶ事柄として、ミクロの社会思想、関係の重要性、利用者とともにあることを挙げる。

2

ソーシャルワークの臨床を現場に生かすための考察を行う。まず、「臨床の知」の概念を明らかにし、「方法としての臨床」を臨床の脆弱な日本の福祉現場に定着させる必要性を論ずる。そのためには、ソーシャルワーカーの人間観の確立と古典的なソーシャルワーク理論を学ぶ必要があることを強調する。

1. 現場と臨床

A. 社会福祉の現場

[1] 社会福祉現場とは何か

「**社会福祉現場**」という用語は、教育現場、工事現場と同じように、福祉サービスが提供される場、あるいは実践の最前線という意味で日常的に使用されてきた。福祉サービスが提供される場としての「現場」の概念には、公的サービス制度や民間のシステムなどによって運用される施設や事業所、および地域社会、家庭などが含まれている。実践の最前線という意味での「現場」の概念は、利用者と直接向き合うケア（身体介護ではなく介護福祉を意味する）やソーシャルワークの実践場面であり、そこには、支援者と利用者の実際のやり取りが含まれている。また、「現場」という言葉は、政策や制度、理念や理論と異なる生々しい現実を表現する用語として使われてきた。

以上のように、「社会福祉現場」の概念には明確な定義はなく、その使われ方は、流動的で曖昧である。大まかに整理すると、「社会福祉現場」とは、施設や生活場面などの物理的「場」を表す概念であると同時に、政策や理論とは異なり、利用者と支援者が直接向き合い、実感を伴う個別的で複雑な実践活動を表現する用語であるといえる。

[2] 社会福祉現場と「臨床」

臨床という用語は、主に医学や看護学の分野で直接患者と接して治療やケアを行う場や実践を指して使われてきた。最近では心理学や社会学、法学の分野でも使用されるようになっている。ソーシャルワークの分野でも、主に個人を対象とした直接援助を表す修飾語として「臨床ソーシャルワーク」という用語が使用されてきた。

ソーシャルワークは、政策や制度を対象としたマクロなレベルから、コミュニティを対象としたメゾのレベル、そして個人、家族、小集団を対象としたミクロなレベルまでを含む包括的な活動である。それら広範な活動の中で、利用者との間に態度や情緒の相互関係を形成し、個別的で主観的な現実に向き合うミクロレベルの活動が、特別に「臨床」と呼ばれているのである。利用者との間の支援関係では、通常の人間関係と同様に感情の

介護福祉の専門性
介護福祉の専門性は、介護行為そのものにあるわけではなく、介護行為を通して利用者との支援関係を築き、利用者の身体・心理・社会的向上に役立たせるという価値・理論・技術に存在している。

やり取りが生じるため、支援者の側も大きく揺さぶられることがある。支援者は、利用者との相互関係の中で実感したことを頼りに、利用者と利用者にとっての環境の意味を了解し、洞察していくことが臨床ソーシャルワークの技術の核心である。本章では、伝統的なソーシャルワークと同様に、開かれた姿勢で利用者に接し、共感を通して個別に利用者やその状況を了解し、利用者とともにあろうとする実践を「臨床」と呼ぶことにする。政策や制度、理念や理論と異なる生々しい現実という意味での「現場」の概念には、この「臨床」の実感が含まれている。

[3] 現場を構成する場と臨床

以上、検討したように「社会福祉現場」を構成するのは、社会福祉実践の物理的場と、個別的で複雑なケアやソーシャルワークの臨床的実践であるといえる。場はいわば容器であり、実践は内容物に例えることができる。容器が不完全なものであれば、内容物は枯渇する。容器が大きくても、内容物がなければ利用者の役には立たないのである。

日本における社会福祉実践の場は、社会福祉施策や制度により細かく規定されてきた。たとえば、高齢者や障害者、児童などを対象とした施設や相談窓口が設けられているが、それら各々には施設基準や人員配置などが細かく規定されている。また、利用者の利用条件や、場合によっては利用期限が定められている。ケアやソーシャルワークの実践は、それら制度的に規定された枠の中で行われている。

一方、ケアやソーシャルワークの臨床的実践は、支援者の一方的な行為ではなく、利用者との間の「態度と情緒の力動的な相互作用」[1] である。この力動的な相互作用が有効な支援関係を育む。すべてのケアや支援は、この力動的な支援関係を通して行われるのであり、それはケアやソーシャルワークの質を左右するものである。

B. 社会福祉現場の矛盾

[1] 政策・制度と臨床

日本における「社会福祉現場」の場と実践とを規定しているのは、ほとんどが公的な政策に基づいた社会福祉制度である。実践に関しても、制度的な規制がある。たとえば、「現場」には、指導員、相談員、管理者などの名称の職員が配置されており、相応の役割が期待されている。その職員が日本におけるソーシャルワーカーを構成している。ホームレス支援や子ども食堂、ソーシャルワーカーの開業など、民間の主体的な活動も存在す

職員の配置
大多数の福祉従事者の勤務条件や給与は、配分された福祉予算の多寡によって決まる。

157

るが、財源の問題などが存在しているため、未成熟な場合が多い。政策制度によって「現場」が規定されているため、福祉サービスの量および質が充実していなければ、「現場」における「臨床」そのものが成立しない。容器が小さければ、当然あぶれる利用者は多い。また、限られたサービスしか存在せず職員の裁量権が乏しければ、「臨床」は枯渇する。

　また、現場の実践は、主として国や都道府県などの行政の社会福祉計画に基づいた福祉システムの枠内で行われている。社会福祉計画は、客観的なデータに基づいて、サービスを計画的・効率的かつ平等に提供する責務を担っている。しかし、画一的なサービス提供は、人間の個別な事情や主観的側面が配慮されているわけではないので、「臨床」の実情には合わないことがある。たとえば、同じ大きさの「おにぎり」を平等に配ったとしても、満腹する人と全く足りない人が存在する。個別のニーズに応じて、利用者にサービスを届ける工夫が必要なのである。

［2］「臨床」が未成熟な日本の福祉現場

　日本では、社会福祉士や精神保健福祉士が国家資格化され、それらの養成機関において面接やコミュニケーションに関する一定の対人援助技術の教育と訓練がなされるようになった。しかし、それらは、「現場」で見出される現実と容易に結びつかない。たとえば、窪田は、そのような現状を次のように述べている。「学生時代の教科書や、講義ノートはそれほど役立たない。法律・制度の解説書は、それなりに有効である。県や国の機関に電話で問い合わせることもよくある。学生時代に学んだソーシャルワーク理論に立ち返って自分の仕事を再検討することはほとんどない」[2] と。

　理論と実践の間には、元々乖離が存在するものであるが、日本の現状は深刻である。日本の福祉現場では、ソーシャルワーク理論がそれほど役立つとは思われていないのである。その理由として、欧米から輸入されたソーシャルワーク理論が日本の実情に合わないという論議がかつて存在したが、それよりも、日本の福祉現場では、「臨床」の部分がきわめて弱いか、未成熟であることに起因している可能性がある。アメリカで生まれた古典的なソーシャルワーク理論は、臨床から生まれたものであり、臨床を再検討するための理論である。ソーシャルワーク理論と、日本における臨床実践の間のジレンマは、日本にソーシャルワークが定着してこそ、本格的に論議されるようになるのかもしれない。

［3］社会福祉の価値・理念と「現場」

　今世紀に入り、「利用者主体」の考え方が社会福祉実践の中に浸透して

きている。社会福祉の理念は時代とともに洗練され、社会福祉実践だけではなく、政策・制度のあり方にも影響を与えている。**ブトゥリム**によると、ソーシャルワークの中心的な道徳的価値は「人間尊重」「人間の社会性」「変化の可能性」であり、主体性の尊重、自己決定、受容などの他の原理・原則は、「人間尊重」の中に含まれているものとしている[3]。これらのソーシャルワークの価値前提を、社会福祉従事者がどれだけ内面化しているか否かを問わず、社会福祉現場はこれらの価値の実現を目指して日々の実践を行っている。

　しかしながら、「現場」では、支援者の思惑や組織の都合によって利用者の主体性が損なわれる場合もある。また、政策や制度が合理性や効率を追求すればするほど、支援やケアが機械的で非人間的なものとなる傾向がある。時代の変遷や社会・政治的変動のため、社会福祉現場の外部環境は常に変動しているので、政策や制度、具体的な実践活動は常に自己点検し続けなければ、社会福祉の価値・理念との間で葛藤を起こす。

ブトゥリム
Butrym, Zofia T.
1927-2017

C. 社会福祉現場の創造性と臨床の意義

[1]「現場」に存在する異なる原理

　「現場」を規定している社会福祉の制度的サービスは、高度に普遍化され標準化されたものである。したがって、利用者はサービス受給資格の条件が満たされれば、一定のサービスが提供される仕組みになっている。福祉サービス制度とシステム、サービスを提供する機関や組織は、普遍化の原理が存在しなければ成立しない。

　一方、「臨床」における支援の基本原理は**個別化**である。この原理は、**リッチモンド**が「異なるものを異なるように扱う」[4]と表現しているように、伝統的に臨床ソーシャルワークの根幹をなしている。利用者は、それぞれ個別な身体・心理・社会的な事情を抱えており、生きる課題も生きるペースもさまざまである。支援者は、利用者の個別な生活世界を理解し、向き合い続けなければならない。

個別化
individualization

リッチモンド
Richmond, Mary
1861-1928

　「現場」は、以上のように、本来であれば相容れない原理がぶつかり合う場所である。過度の普遍化は個人を抹殺する。逆に過度の個別化は、福祉サービス制度の存続を困難にする。両者のバランスを検討することによって、それぞれの「現場」の特徴と課題を発見し、新たな工夫を創造することが可能になるとともに、日々の臨床や政策・制度の問題点を見直すことが可能になる。

第8章 ● ソーシャルワークの現場と臨床 | 1・現場と臨床

［2］社会福祉現場の創造性

　現場のソーシャルワーカーには、制度の規範や機関の方針に従って、日々取り組まなければならない仕事がある。食事、清潔の保持、体力保持などのケア、リハビリテーションやリワークプログラムの提供、必要なサービスの仲介や手配などの仕事である。これらの仕事は、実施機関や施設により、マニュアルや手順が決められており、それほど高い専門性は要求されていない。しかし、社会福祉制度や機関が提供するサービスが、個々の利用者のニーズに沿っていない場合、目標とする成果があがらないばかりか、利用者との間に葛藤・対立を生む。

　しかし、ソーシャルワーカーが状況や利用者を充分に理解し、利用者の目線に立っていなければ、成果が上がらないことや、葛藤・対立の理由を利用者の能力やパーソナリティの責任にしてしまうか、その逆に政策や制度の責任にしてしまいがちである。現場のサービスが利用者にどのように役立っているのか、あるいはどこが問題点なのかは、臨床を通してのみ判断が可能になる。ソーシャルワーカーには、「現場」で起きている現象から目を背けず、利用者とともにそれを評価し、解決可能な課題を発見する創造性が必要とされている。

［3］現場における臨床の意義

　福祉サービスが、利用者の生活や人生に、どのように役に立っているのかを評価することは難しい。利用者は、独自の身体・心理・社会的な生活世界とその歴史をもっており、ある利用者に役に立った支援が、他の人には通用しないことがある。そのため、ソーシャルワーカーは、利用者の個別の生活世界を理解し、ともに試行錯誤しながら利用者が既存のサービスをうまく活用できるよう工夫をしていく仕事を要求される。このように、現場では、矛盾や曖昧さに直面させられることが多い。

　利用者の主観的な生活世界を理解し、彼らに合わせた環境との調整を手伝うためには、利用者に寄り添い、伴走する必要がある。それが「臨床」の意義であり、ソーシャルワーカーの専門性である。そして、利用者とその状況を利用者の立場から理解することにより、支援者は、利用者の目を通して政策・制度の有効性やサービスの質、ソーシャルワーク理論の有効性と限界とを認識することができる。さらに、支援者自身の物の見方や感じ方を問い直すこともできる。

2. ソーシャルワークと臨床

A. ソーシャルワーク固有の関心

[1] ソーシャルワークの守備範囲

　ソーシャルワーク固有の関心は、貧困、疾病、保育や教育、就労、人や組織との関係のあり方など、人間の「生活」の問題に向けられてきた。現代社会における人間の生活は、大きな社会システムの中で営まれているため、ソーシャルワークは、個人、家族、小集団を対象としたミクロなレベル、組織、コミュニティを対象としたメゾのレベル、政策や制度を対象としたマクロなレベルで展開されており、それらが統合された包括的な活動でなくてはならないと主張されてきた。

　「生活」の問題に介入するためには、人と、その人が生活している社会的環境の両方に目を向けなければならない。しかし、ソーシャルワークの歴史を見ると、時代や社会によって、人に焦点を当てるか、社会環境に焦点を当てるかの強調点が揺れ動いてきた。人への関心は、心理学的次元の論議であり、社会環境への関心は、政策・制度についての論議であった。

[2] 狭間の仕事としてのソーシャルワーク

　つまり、ソーシャルワークは、人間の「生活」という、広大な範囲の複雑な因果関係をもつ現象を対象とする。それらを説明・分析するため、異なった性質をもつ理論を近接領域から導入せざるを得なかったと考えることが妥当であろう。一方の極には、精神分析の影響を受けたケースワークの理論があり、もう一方の極には制度・政策論が存在する。

　この構図は、社会福祉現場の構図ととてもよく対応している。目の前の利用者たちとともに生活課題に取り組む臨床的な支援活動と、その活動の場を規定する制度・政策という構図である。現場の支援活動は、両者の狭間で、利用者ごとに個別に組み立てられていくのである。その支援活動は、現場の感覚としては、統合された包括的な活動とはいえない。むしろ、臨床と政策の間を取りもつ狭間の仕事といった方が当を得ている。

　ソーシャルワーカーは、臨床の論議にも政策の論議にも参加できる「学問的両生類」であると割り切った方が、統合理論を求めるよりもはるかに現実的ではなかろうか。ソーシャルワーカーの専門性と存在意義は、利用

者の個別性に寄り添いながら、環境の諸資源を耕し、利用者が制度的なサービスを活用することを手伝い、その使い勝手が悪ければ提言も行うという、臨床を出発点とした支援活動の組み立てにあるといえる。

［3］支援活動の出発点としての臨床

ケースワークの母と尊称されるリッチモンドは、20世紀初頭、当時のソーシャルワーカーたちがこぞって社会改革に目を奪われていた時代に、目の前の利用者に関心を向けることの重要性を主張した。彼女は、個人に対する個別的で臨床的な仕事を「小売的方法」、立法活動や政治活動などの社会改良を「卸売的方法」と呼び、社会改良は、小売的方法から始まり、必然的に卸売的方法に発展するが、再び小売的方法に寄与することによって完結するという趣旨のことを述べている。

つまり、ソーシャルワークの手順として、目の前の利用者や具体的事実の理解から始まり、介入活動は必然的に社会改革に拡大するが、その成果は利用者の役に立っていなければならないと主張したのである。リッチモンドの主張は、1世紀以上経過した現代でも、現場の感覚と一致する。支援活動は、利用者との臨床から始まり、介入活動は利用者のペースで利用者の求める範囲で個別に進めなければ、利用者の役に立つものにはならないのである。

リッチモンドの思想
リッチモンドの思想に関しては、小松源助『ソーシャルワーク理論の歴史と展開―先駆者に辿るその発達史』（川島書店, 1993）を参考とした。

B. 生態学から見たソーシャルワークの臨床

［1］俯瞰的枠組みを提供する生態学理論

現代のソーシャルワークは、ミクロからマクロまでの広大な範囲の活動を含むようになった。それらすべての活動を包摂する理論として、1980年代に人間生態学の考え方がソーシャルワークに導入された。生態学的理論は、抽象度が高く俯瞰的な理論であり、すべての理論が**生態学的ソーシャルワーク**の枠組みの中に包含されると認識されるようになった。

人間生態学は、人と環境との接合面を「**生活**」と呼び、生活への介入をソーシャルワークの焦点としたため、「**生活モデル**」と呼ばれている。生態学的ソーシャルワークで使用される「生活」の概念は、個人と環境との接合面で、人と環境との**交互作用（相互作用）**が行われる場を意味している（図8-1）。生活には、人が生まれてから死ぬまでの間の時間的広がりと、かかわりをもつ範囲という意味で、空間的広がりをもっている。生活モデルは、人間が所与の環境（自然環境と社会環境を含む）に産み落とされてから死ぬまでの間、所与の環境との交互作用（相互作用）を通して成長し、

生態学的ソーシャルワーク
ecological social work
ジャーメイン（Germain, Carel B.）とギッターマン（Gitterman, Alex）によって提唱されたソーシャルワーク理論であり、現代のソーシャルワークの枠組みをなす理論と位置づけられている。

生活
life
日本語のイメージでは、日々の暮らしを意味するが、ソーシャルワークでは生命活動、人生などの概念を含んだ用語として使用されている。

図 8-1　人と環境とその相互作用（生態学的ソーシャルワークの枠組み）

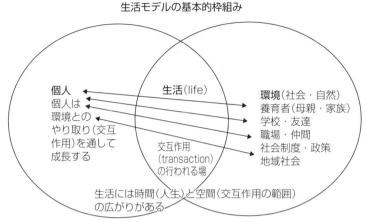

生活モデルの基本的枠組み

個人

個人は
環境との
やり取り（交互
作用）を通して
成長する

生活(life)

交互作用
(transaction)
の行われる場

環境(社会・自然)
養育者(母親・家族)
学校・友達
職場・仲間
社会制度・政策
地域社会

生活には時間(人生)と空間(交互作用の範囲)
の広がりがある

出典）筆者作成.

環境にも影響を与えながら生存している様を描き出している。

　この生活モデルの特徴は、生活場面で起きている現象の因果関係を直線的に捉えず、円環的に捉えることにある。たとえば、経済的な困窮という課題は、個人のパーソナルな問題と環境の問題、年齢や疾病、その他の個別的問題の相互関係の中で出現したと円環的に捉えるのである。このような俯瞰的な視点は、現象の曖昧さと深さという点で臨床的な感覚と一致する。しかし、この視点は、物事の複雑さや真相を考察するためには有利であるが、具体的なアプローチを指し示すものではない。したがって、ミクロからマクロまでの既存のアプローチを複数組み合わせ、問題に応じて個別に組み立てる必要がある。

[2]　人間生態学における個別化の視点

　人間生態学は、人と環境とその交互作用を網羅した俯瞰的な理論である。そこには、臨床的な視点も含まれている。それは、同じ状況に生まれたとしても、個人によって生活する環境が異なることがあるという見方である。このような差異が生まれる理由は、個人が交互作用を行う範囲をその個人にとっての環境と見なしたからである。したがって、客観的な環境条件が同じでも、広い生活空間をもっている人もいれば、閉鎖的な空間で生活している人も存在するのである。つまり、個人は、交互作用の範囲を広げることによって、自分の環境を広げ、個別に「生活」を形成するようになる。このように、「生活」は、非常に個別的で複雑なのである。「生活」は、個人が生きるためのニーズを充足する場であり、個人環境との交互作用の質

と量によって、豊かなものにも貧困なものにもなる。そのような差異が生じる理由は、個人の側の複雑な事情と、環境の側の複雑な諸要因の組合せによってさまざまに異なってくる。

[3] 主体的環境形成者としての人間

　人間生態学における人間観は、人間を**主体的環境形成者**として見ることにあるといってよい。人は、それぞれ異なった遺伝的素質をもって生まれてくるが、人生の最初期から養育者との交互作用を行っている。そして、養育者を通して外界と自分の存在を認識し、外界に適合するように自分を作り替えながら、外界の一部を素材として主体的に自らの「環境」を形成していくのである。この主体的環境形成の営みは、個人にとっては人格の発展あるいは成長を意味する[5]。

　このような環境形成の営みは、生涯にわたって続き、各年齢に応じた生活課題に対応して、環境は作り替えられていくのである。この営みが、何らかの身体、心理、社会的要因によって滞り、停止してしまった場合、生活上の困難が生まれ、支援を必要とする事態が生じる。その場合は、本人の主体的環境形成への支援が必要である。

　この「主体的環境形成者」という人間観が、個別性や人間の尊厳を重視する伝統的な臨床ソーシャルワークの価値前提と合致する。そして、それが人間生態学における臨床的視点であるといえる。

C. ソーシャルワークの臨床から学ぶもの

[1] ミクロの社会思想

宮沢賢治の詩
『雨ニモマケズ』。

　宮本は、『ソーシャルワーカーという仕事』という一般向けの新書の中で、ソーシャルワーカーの仕事を、「ヨクミキキシワカリ」という宮沢賢治の詩の一節を引用して表現している。この詩の意義は、目の前の利用者とその人の抱えている生活課題およびその環境を、先入見のない開かれた目で見、耳で聞き、理解していくことにある。そのうえで、ソーシャルワーカーの仕事は、「しばし伴走しながら、支え、育てること」と、「その人の暮らす環境を耕す」という2つの方向性をもっていると述べている[6]。環境を耕すという言葉には、利用者の主体的な環境形成の芽を育てるという含意があるといえる。

　宮本が引用した「ヨクミキキシワカリ」という言葉は、ソーシャルワークの臨床を論理以上の実感をもった具体的な営みを表現しているといえないだろうか。ソーシャルワーカーは、利用者一人ひとりの人生の戦いに立

ち会っているのである。そして、個人が人生の苦難の中で、人と人との相互関係の中で持てる力を総合し、再び希望へ向かって進んでいく姿を確かに見ている。窪田は、そのような利用者の体験を、「神話」あるいは「ミクロレベルの社会（福祉）思想の種子」と命名し、それを拾い集め、育てることが自らの使命であると自認すると同時に、「ずっと昔から、相互援助を担ってきた人々の間で育まれ、共通の常識となって整理されてきたに違いない」と述べている[7]。そのような「ミクロの社会思想」は、ソーシャルワーカーの「ヨクミキキシワカリ」という臨床活動により拾い集められ、「ソシテワスレズ」によって育ち、伝播するのである。

[2] ソーシャルワーク関係の重要性

　古典的な臨床ソーシャルワーク理論、近年の**リカバリー**の思想や、**ストレングス**理論は、ミクロレベルの社会思想の種子から育った果実の1つと考えることができる。それらの理論から、ソーシャルワーカーの「ヨクミキキシワカリ」という臨床活動そのものが利用者を支え、利用者の内的な諸資源を統合する力をもっていることが確認されるようになった。

　ソーシャルワーク関係のあり方は、かつて「愛」や「相互依存」といった抽象的な用語で表現されていたが、ソーシャルワークの臨床の中で磨かれ、前世紀の中ごろには**バイステック**により「**ケースワークの原則**」として整理された。それによると、ソーシャルワーク関係は「目的を持った人間関係」であり、「専門的でコントロールされた情緒の交流」「無批判的で徹底した受容」「人間尊重（個別性や秘密保持を含む）」などの特徴をもち、そのようなソーシャルワーカーと利用者との力動的支援関係の中で、利用者の「自己決定」が涵養されることが示唆された。

　さらに、リカバリーの思想やストレングス理論の登場により、人と人との関係と、そこで育まれる「自己決定」が、人間の生きる力の決定的要因であることが明確化されたといえる。利用者の自己決定がリカバリーの旅の出発点であり、人びとのストレングスの要であることが再認識されたのである。それは、伝統的なソーシャルワーク理論と合致する見解であるが、新たに加わった関係の特徴は、「親密性」と「自然さ」「対等性」である。

　これらの事柄が教えてくれるのは、ソーシャルワーカーに第1に必要なことは、表層的で操作的な技術ではなく、ソーシャルワーカーの「真実性」であるといえる。それは、「**オーセンティシティ**」という用語ですでにソーシャルワーク技術の中に組み入れられている。オーセンティシティとは、「自然で正直な、自発的で率直な、そして純粋な語り方で自己を分かち合うこと」[8]と定義されているが、人間として、利用者にもそこで起

リカバリー
recovery

ストレングス
strengths

ケースワークの原則
バイステック（Biestek, Felix P.）により列挙された原則は以下のものである。
①個別化
②感情の目的的表出
③統制された情緒的関与
④受容
⑤非審判的態度
⑥クライエントの自己決定
⑦秘密保持

オーセンティシティ
authenticity

きている出来事にも開かれた態度であるといえる。

[3] その場にとどまること

「ヨクミキキシワカリ」を実践するためには、ソーシャルワーカーが苦悩する利用者の前から逃げ出さないことが必要である。利用者の人生の苦悩に向き合うのがつらく（ワーカーは気づいていない）、利用者の意思や感情を確認しないまま、安易に社会資源を手配してしまう事例報告は枚挙にいとまがないばかりか、それが常態化している現実がある。

レーガン
Ragins, Mark

リカバリーを果たした利用者の手記やリカバリーについての報告を見ると、利用者が求めているのは、支援者が「何をしてくれたか」よりも、「どれだけ理解し、寄り添ってくれたか」ということである。精神障害者のリカバリーの分野で、**レーガン**は、次のように述べている。「メンバーにスタッフがどんなところで役に立っているか聞いてみると、彼らは決して『あなたが処方した（中略）絶妙な薬の組み合わせだ』とは言いません。必ず思い出すのは、親切にしてもらったあの人間的な心温まる出来事とか、私たちが彼らを信じてあげた時のことでしょう。思い出すのは、私たちの壁がなくなった時、私たちが心から彼らのことを喜んであげた時、彼らのために涙を流した時のことでしょう。本当の自分であるとき、私たちはメンバーの助けになれます」[9] と。

3. 臨床的視点の確立

A. 臨床の知の重要性

[1] 科学の知と臨床の知

中村雄二郎
1925-2017

中村雄二郎の問題意識
彼は、無批判的な科学信仰が、地球の生態系全体を破壊しつつあると警告を発している。

哲学者の**中村雄二郎**は、現代の社会が科学信仰に囚われ、現実との間の乖離が進行しているとの問題意識から、科学の知と臨床の知とを対比させ、臨床の知の重要性を強調した。現代の科学信仰の源となった「**科学の知**」の顕著な特徴として、①普遍主義、②論理主義、③客観主義を挙げ、それを批判的に検討した。中村は、近代科学が無視し、軽視し、見えなくしてきた「現実」として、「生命現象」そのものと、対象との「関係の相互性」を挙げている。そして、「生命現象のもたらす意味の発生、自立的な振る舞い、自己創造」を真っ向から扱わなくなったと論じている。

一方、**臨床の知**の特徴は、①固有世界、②物事の多義性、③身体性を備えた行為であり、「個々の場所や時間の中で、対象の多義性を十分考慮に入れながら、それとの交流の中で事象をとらえる方法」として「臨床の知」をモデル化した。そして、「科学の知は、抽象的な普遍性によって、分析的に因果律に従う現実にかかわり、それを操作的に対象化するが、それに対して、臨床の知は、個々の場合や場所を重視して深層の現実にかかわり、世界や他者が我々に示す隠された意味を相互行為の中に読み取り、捉える働きをする」と述べている[(10)]。

[2] 相互的で体験的な理解─臨床の知の特徴

　臨床の知の特徴である相互的な体験的理解の仕方を、一例を挙げて説明してみよう。一般に、最大限に尊重された人間は、自信をもてるようになる。しかし、この単純な因果関係はソーシャルワークの臨床的な現実ではない。実際には、この因果関係を阻むたくさんの要因が介在していることが多い。利用者は、ワーカーが利用者を尊重したとしても、儀礼的に接している、あるいは自分を誘惑し、意図的に誘導しようとしていると思うかもしれない。このような感情を伴った混乱状況が出現することが臨床の現実である。多くの場合、この因果関係に介在する多数の要因が利用者の苦しみの源であり、ソーシャルワークの臨床の知とは、それらの要因の相互関係を、利用者との支援関係の中で体験的に理解することである。その理解は利用者と共有していくが、理解できたものは利用者が自ら対処できることが多い。利用者の対処行動は、自分の意思を家族に伝える、サークルや自助グループに参加してみる、年金を受給する、アルバイトを始めるなど、日常生活における普通の行為である。しかし、利用者にとっては、主体的に新たな環境を形成していく行為の出発点であり、個別的で創造的な行動である。

　ソーシャルワーカーは、利用者が環境形成の営みをしやすくするために、環境を耕すが、彼らが自分のペースで動き出すまでは、彼らに伴走し、彼らの内的資源が統合され育つ環境を支えるのである。その苗床が利用者とワーカーとの支援関係である。

[3] 方法としての臨床

　臨床の知の概念は、社会福祉制度や既存のソーシャルワーク理論が通用しない事態が出現する社会福祉の現場の複雑さを理解するのに役立つ。また、個別にばらばらの断片で出現し、われわれに感動を与える「ミクロな社会（福祉）思想」の出所が、「臨床の知」であることが確認できる。

伝統的なケースワーク理論は、個別性と支援関係を重視してきた。そのような特性を背景として、佐藤は、「臨床」を「場としての臨床」と「方法としての臨床」とに概念区分し、後者を「常に利用者との相互作用に開かれた態度で臨む」基本姿勢として、現場でも教育でも活用することを提案している[11]。この「方法としての臨床」は、科学としてのソーシャルワークを否定するものではないが、多義的で複雑な臨床から得られた洞察をソーシャルワークの実践に生かしていこうとするアイデアであり、「臨床からの知」といえるものである。また、窪田も、ミクロの社会思想の断片を拾い集め、形あるものにしていく方向性を示唆している[7]。

　以上のように、ソーシャルワークは、科学的な知識の積み重ねを重視してはいるが、他方で、臨床からの洞察を常に取り入れ、科学的な知識の下支えをしてきた伝統をもっている。

B. 臨床的ソーシャルワーカーとは

[1] 臨床的視点をもつこと―ワーカーの人間観の確立

　ソーシャルワークには、人間の変化、成長、向上の可能性についての信念がある。ブトゥリムが挙げたソーシャルワークの価値前提は、①人間の尊厳、②人間の社会性、③変化の可能性であるが、これらは、人間は、人として尊重されれば、人と人との関係の中で、向上することができるという人間観が背景にあるということができる。また、ストレングス理論でも、その原則の第1に、「精神障害者はリカバリーし、生活を改善し高めることができる」[12] という項目を入れている。

　これらは、どんな逆境にあり、苦しんでいる人びとも、適切な他者の支えがあれば、自分の人生を再建することができるという信念である。一定の条件さえあれば、多くの人に個別に適用でき、科学的に因果関係を証明できるというわけではないが、「復活の神話」ともいえる物語は、臨床の場に確実に存在する。しかし、それは再現不可能な真実である。さらに、ソーシャルワーカーは、「相手の話を受け止めて聞くことが相手を生かす」という信念ももっている。

　これらの真実には、もっともらしい説明はつけられるが、科学的な検証ができないほど複雑な時間的、空間的、関係的（社会的）な要因が介在している。そのため、哲学的・思想的な道徳的価値という形態をとって、ソーシャルワークの人間観を形成している。これらの人間観は、ソーシャルワーク実践の中で培われた「臨床の知」を母体としているので、これらの人間観を確立することが臨床的視点をもつことであるといえる。

[2] 臨床的であること―ありのままの現実を受け入れること

科学は、現象の共通部分を単純化し、法則性を見出し、因果関係を明確化することによって成立している。しかし、人間の生活（life）や人と人との相互関係、そして人間の心は、限りなく複雑な諸関係（それらは円環的な因果関係の束である）のバランスで成り立っている。そのため、支援の科学的方法を編み出そうとするならば、それこそ無数のアプローチと、無数の組合せを考案しなければいけなくなるであろう。

臨床的であることは、ソーシャルワーカーが学んだ理論やアプローチにこだわらず、利用者の複雑な状況の真実をよく見て、聞いて、理解しようという人間の基本的な態度・姿勢そのものである。そして、利用者の感じていることが支援者の考えや「常識」と異なっていても、「問題」であるとか「欠陥」であると慌てて判定せずに、複雑で曖昧な状況をそのままに受け容れることである。その曖昧な、よくわからない状況にソーシャルワーカーが耐えることができれば、利用者がどのように苦しみ、もがいているのかも理解できてくるものである。このプロセスは、システマティックな仕事を期待する組織運営の立場から見ると、鈍重に見えるであろう。

利用者の複雑で困難な状況を、一緒に検討し、ある程度明確化することができれば、どこに、どのようにアプローチするかは利用者が決めることである。もちろん、ソーシャルワーカーは、結果を予測し、率直な意見も表明するが、利用者の意思とペースを最大限に尊重することを優先する。

[3] 共感的であること

共感
empathy

ソーシャルワークの臨床は、利用者の主観とソーシャルワーカーの主観とが、相互主観的に交流する場面である。そこにおける共感とは、「他者の体験する感情や心理状態、あるいは主張などを、自らもまったく同じように感じたり理解したりすること」と定義されている[13]。

この相互主観的な交流では、言葉でやり取りするレベルを超えて、感情や心の状況、身体感覚など、あらゆる情報がやり取りされるため、利用者を深く理解するための有効な手段となる。また、共感は、「開かれた態度で相手と共に在る」臨床的態度の基本である。共感は、第1に相手の苦しみや困難に共鳴できることである。次にその苦しみや困難を拒否せず、振

共鳴
sympathy

り回されずに受けとめることである。そして、その苦しみや困難を特定し、命名する作業を利用者とともに行う。したがって、共感とは、ワーカーが単に利用者と同じように感じるだけではなく、利用者の苦しみや困難を理解し、保持することを意味している。共感は、利用者と同一化してしまうこととは異なり、ワーカーは異なる他者として、利用者の苦しみや困難を

ともに抱えるのである。苦しみや困難は、抱えることができないために対処できないものになるが、抱えることができれば、時間の経過とともに対処の可能性が見えてくることが多い。

C. 現場で生かすソーシャルワークの臨床

[1] 社会福祉現場の力動

　利用者は、それぞれ異なった人生を生き、異なった体験を重ねている。

　「場」としての社会福祉の現場も、地域性や経営方針によって違いがある。したがって、現場での体験は、支援者にとっても利用者にとっても個別的であり、多様である。さらに、偶然的な出会いによっても、利用期間によっても体験内容は異なってくる。一方、「現場」は、行政の政策や制度によって一律に規定されてもいる。サービスの公平性を担保するため、法的な基準を順守し、普遍化されたサービスを提供することが求められてもいるのである。したがって、先に述べたように、「現場」における社会福祉実践には、普遍化と個別化という異なった原理が働いている。普遍化は、論理的整合性、客観性とともに科学的な考え方の特徴であり、共通項目を取り出して法則を見つけ出す方法である。人間が作り出す機械と同様に、法律や制度、科学的な理論も普遍的で辻褄の合ったものでなくてはならない。一方の個別化は、一人ひとりの違いを尊重しようという考え方であり、論理的な整合性よりも物事の多義性や感情を大切にするという特徴がある。

　尾崎は、この福祉現場の宿命的な矛盾に対応して、現場には、「ゆらぐことのできる力」と「ゆらがない力」が働いていると指摘している。そして、「ゆらぐことのできる力」が常に先行し、実践の意味を問い、解釈し、創造性を発揮することで両者が鍛え合い、現場に好循環を生み出すことができると主張している[14]。好循環とは、社会福祉の現場の発展とサービスの向上である。逆に、「ゆらがない力」が先行してしまうと、現場が硬直し、利用者の役に立たないものになってしまう危険性があると指摘している。

[2] 脆弱な日本の臨床

　尾崎の提唱する「ゆらぐことのできる力」とは、本章で検討してきた、多義的であいまいな「臨床からの知」を受けとめ、それを現場に生かしていくことができる力を指しているといえる。言い換えるならば、「ヨクミキキシワカリ」を実践できる力である。

日本のソーシャルワーカーは、介護の分野も含め、「ゆらぎ」を体験することは多い。しかし、現場のソーシャルワーカーが、「ゆらぎ」の意味を吟味し、現場の実践に生かす訓練を十分に受けているとはいいがたい。それも含め、他にも多くの要因が関連していると思われるが、日本の社会福祉の現場の環境は、「ゆらぎ」を**ホールディング**する力が弱いように思われる。

つまり、本章の冒頭にも述べたが、行政による政策や制度によって、社会福祉現場の容器である「場」はできても、内容物である「臨床」が未成熟であるといえる。これらのバランスが偏っているため、好循環が生まれず、日本においては、「臨床からの知」を生かしたソーシャルワークの展開が阻害されている可能性があるのである。

[3] ケアとコントロールの相克

「臨床」の未成熟と関連して、筆者が危機感を感じているのは、社会福祉政策の遂行とソーシャルワークの混同である。

社会のシステムは、その社会に属する人びとの「生活」を維持・存続させるために人間によって作られた道具であり、種々の組織から成り立っている。その社会システムの計画的運用が政策である。政策の実現のために、種々の制度が合理的・効率的に作られている。社会福祉の高齢者、障害者、児童などの分野でも、公正にサービスを分配するためにそれぞれの社会福祉システムが構築され、行政や委託事業所などの組織によって運営されている。

しかし、社会システムや組織は、元々の目的から離れ、おのれの存続を目的として動くようになる（**手段の目的化**）傾向をもっている。社会福祉システムは、社会福祉サービスの必要な人たちに対し、「社会」が提供しようとするサービスシステムから成っているが、「サービスシステム」はケアやサービスを提供すると同時に、「システム自体」を守るため、必ず利用者をコントロールしようとする。つまり、一定期限内に就労させようとしたり、施設に入所させよう、退所させようとしたり、自立支援のための訓練をしようとするのであるが、それは、必ずしも利用者たちの都合ではなく、「システム」側の都合かもしれないのである。

ケアとコントロールの相克は、人と人との関係（特に親子関係）でも、人と社会、人と組織との関係にも、ソーシャルワーカーと利用者との関係にも存在する。たとえば、「躾」は親から子に対する明らかなコントロールである。しかし、躾は愛（ケア）との絶妙なバランスによって、お互いのためになる効果を生むのである。もし、ソーシャルワーカーが、無批判

ホールディング
holding
抱え、保持すること。

「場」と「臨床」のバランスの偏り
日本では、20世紀の後半、急激な高齢化と少子化を見越して、さまざまな社会福祉施策の大綱やプランが示された。しかし、それらの中でもソーシャルワーカーの専門性は積極的に位置づけられているとはいえず、社会福祉専門職であってもソーシャルワーカーとしての職業同一性をもてない状況が存在する。

手段の目的化
アメリカの社会学者マートン（Merton, Robert K.）が指摘した「官僚制機構」の逆機能の1つ。

利用者たちの都合
社会福祉サービスがほとんど存在しない辺境の地で、自分たちの力で精神保健福祉システムを作り上げた当事者運動が日本にも存在する。それは、北海道浦河町の「べてるの家」の活動である。注目できるのは、この活動を通して、当事者たちがリカバリーできたのと同時に、浦河の町が活性化したことである。

171

に福祉システムや所属機関や施設が定めたプログラムやマニュアルに盲従
しているだけであれば、好むと好まざるとにかかわらず、システムのコン
トロールに加担し、利用者を抑圧してしまうことになりかねない。ソーシ
ャルワークは、社会福祉施策と利用者の意思との間に絶妙なバランスをも
たらす仕事である。そのような仕事をするためにはソーシャルワーカーが
臨床的視点をもち、利用者に伴走する必要があるのである。

［4］ソーシャルワークの価値と理論を身につけること

　社会福祉現場のソーシャルワーカーや、ソーシャルワークを学ぶ学生が、
「臨床からの知」を生かすための力を身につけるためには何が必要であろ
うか。第1には、「人間観の確立」であろう。ソーシャルワークの人間観
は、先に述べたように、ソーシャルワークの価値・理念に属するものであ
るが、古くからソーシャルワークの哲学として語られてきた。たとえば、
人間の尊厳について、神父であるバイステックは、「人間が神の一部から
創り出された」ことを理由に挙げている。また、ブトゥリムの挙げた「人
間の変化の可能性」についても、説明は信仰のレベルである。
　「臨床からの知」は、一人ひとりの人間が、必死に自分の人生を模索し、
尊厳をもち、尊敬に値する存在であることを実感させてくれる。窪田の命
名した「神話」あるいは「ミクロの社会思想」(7) である。これらは、利用
者の手記や、利用者の語りに耳を傾け、それらについて、臨床に携わる仲
間やともに学ぶ仲間と話し合うことで、追体験することが可能であろう。
　第2には、伝統的なソーシャルワーク理論を、系統的に学ぶことであろ
う。日本においては、幸いに、リッチモンド、ハミルトン、トール、アプ
テカー、パールマン、バイステック、ホリスなどの古典が邦訳されている。
それらの古典を古い順から読み進めると、ソーシャルワーカーが、臨床の
中から、何を学んできたかを体感することができる。それぞれを詳しく解
説する余裕はないが、ソーシャルワークの古典的な理論の特徴は、新しい
発見によって古い理論が塗り替えられるような性質ではなく、古い理論に
新しい見解が塗り重ねられるように発展してきたものであること、ハウツ
ー的、技術的なものではなく、総じて、臨床の見方や捉え方に関する理論
に近いことなどが挙げられる。
　それらを系統的に学んだうえで、比較的新しい、生態学的ソーシャルワ
ークやストレングスの理論に接すると、それらの理論が、ソーシャルワー
クの臨床の積み重ねの延長線上にあることが理解できる。そして、それら
の理論は、現在の政策や制度の本質や、時として流行するハウツー的な援
助方法の真価を問い直すための参考にできるのである。

ソーシャルワークの古典
邦訳されたものは、本章
の「理解を深めるための
参考文献」に列挙するこ
とにする。

172

注）

(1) バイステック，F. P. 著／尾崎新・福田俊子・原田和幸訳『ケースワークの原則—援助関係を形成する技法（新訳改訂版）』誠信書房，2006，p.17.

(2) 窪田暁子「はしがき」久保紘章『ソーシャルワーク—利用者へのまなざし』相川書房，2004，p.v.

(3) ブトゥリム，Z. T. 著／川田誉音訳『ソーシャルワークとは何か—その本質と機能』川島書店，1986，pp.59-61.

(4) リッチモンド，M. E. 著／小松源助訳『ソーシャル・ケース・ワークとは何か』中央法規出版，1991，p.92.

(5) 岡田真『ヒューマンエコロジー—人と環境の一般理論』春秋社，1972，pp.125-126.

(6) 宮本節子『ソーシャルワーカーという仕事』ちくまプリマー新書，2019，p.10.

(7) 窪田暁子『福祉援助の臨床—共感する他者として』誠信書房，2013，pp.232-233.

(8) ヘプワース，D. H. ほか著／武田信子監修／北島英治ほか監訳『ダイレクト・ソーシャルワークハンドブック—対人支援の理論と技術』明石書店，2015，p.189.

(9) レーガン，M. 著／前田ケイ監訳『ビレッジから学ぶリカバリーへの道—精神の病から立ち直ることを支援する』金剛出版，2005.

(10) 中村雄二郎『臨床の知とは何か』岩波新書，1992，p.135.

(11) 佐藤俊一『対人援助の臨床福祉学—「臨床への学」から「臨床からの学」へ』中央法規出版，2004，p.85.

(12) ラップ，C. A.・ゴスチャ，R. J. 著／田中英樹監訳『ストレングスモデル—リカバリー志向の精神保健福祉サービス（第3版）』金剛出版，2014，pp.68-70.

(13) 社団法人日本精神保健福祉士協会・日本精神保健福祉学会監修『精神保健福祉用語辞典』中央法規出版，2004，p.103.

(14) 尾崎新編『「現場」のちから—社会福祉実践における現場とは何か』誠信書房，2002，pp.384-385.

▌理解を深めるための参考文献

●リッチモンド，M. E. 著／小松源助訳『ソーシャル・ケース・ワークとは何か』中央法規出版，1991.

●ハミルトン，G. 著／四宮恭二監修／三浦賜郎訳『ケースワークの理論と実際（上巻）』有斐閣，1960.

●ハミルトン，G. 著／四宮恭二監修／中村優一訳『ケースワークの理論と実際（下巻）』有斐閣，1964.

●トール，C. 著／黒木利克監修／村越芳男訳『公的扶助ケースワークの理論と実際—人間に共通な欲求』全国社会福祉協議会，1966.

●アプテカー，H. H. 著／坪上宏訳『ケースワークとカウンセリング』誠信書房，1964.

●パールマン，H. H. 著／松本武子訳『ソーシャル・ケースワーク—問題解決の過程』全国社会福祉協議会，1966.

●ホリス，F. 著／黒川昭登・本出祐之・森野郁子訳『ケースワーク—社会心理療法』岩崎学術出版，1966.

以上が、邦訳されているソーシャルワークの臨床から生まれた古典的な文献例である。すべてがケースワークに関するものであるが、日本では、1970年代のケースワーク批判の時代の影響のためか、一部を除いてあまり活用されていない可能性がある。しかし、ソーシャルワークの「臨床」を考察するのであれば、これらの文献を系統的に学ぶ必要がある。

わかってもらえない怒り

(1) 自分の気持ちを言葉にできない人たち

　自分の中にある感情を言葉にできない人は多数存在する。これは、「感じていても言わない」ということではなく、「自分が何を感じているのかがわからない」状況である。そのような人たちは、自分の気持ちを態度や行動で表現（行動化）するか、それとも体で表現（身体化、多くは身体症状）する。行動化するタイプの人は、敵対的な人間関係の持ち主になりやすく、身体化するタイプの人は、自己抑制的なタイプの人間関係になりやすい。家庭、学校、職場、福祉施設における人間関係でも、自分自身も苦しみ、周囲の人たちも困惑することが多い。

(2) 怒りのコントロールという課題

　就労移行支援施設で、訓練を受け始めた30代前半の女性（軽度の知的障害者）は、特別支援学校を卒業後、飲食店で働いたが、店内で暴れてしまい退職。就労継続支援事業所も続かず、家に閉じこもってしまった。そして、就労を促す母親の首を絞め、精神科の病院に措置入院となった。退院後、就労支援施設を紹介された経緯である。彼女の支援目標は、「怒りのコントロールを覚えること」とされていた。

(3) 「私は、怒ったことがありません」

　真面目で理解力もあり、作業能力も高いため、作業評価の面接でソーシャルワーカーが、「怒りのコントロールだけが課題ですね」と指摘すると、彼女はひどく不機嫌になり、「私は、怒ったことがありません」と声を荒げた。ワーカーが困惑していると、「私は、一所懸命やっているのに、だれもわかってくれない。しっかりしろと言われる。どうせ、障害者なのだから何をやってもダメだと思い暴れてしまう。周りは怒るなというが、私は怒ったことなどない」と述べた。

(4) 直感的な理解を伝える

　ソーシャルワーカーは、直感を伝えた。「そうなのですね、いつも歯を食いしばって頑張っているのに、それを怒っていると誤解され、いつも苦しかったのですね」と。

　すると、彼女の目から大粒の涙がぽろぽろと吹き出し、次第に表情が和らいできた。頃合いを見て、ワーカーが「誤解され、苦しいときは、誤解した相手のことを憎たらしく思いますよね」と伝えると、彼女は泣きながらうなずいた。彼女が、自分の怒りを認め、自分の感情に気づいた瞬間である。

キーワード集

アカウンタビリティ

〔accountability〕

「説明責任」と訳される。適切な情報の開示と説明は援助者の義務であり、それがあってはじめて利用者の自己選択・決定が実現する。

浅賀ふさ

〔1894-1986〕

愛知県に生まれ、日本女子大学卒業後渡米し、ソーシャルワークの専門教育を受ける。帰国後、聖ルカ病院（現・聖路加国際病院）医療社会事業部に勤務する。日本における医療ソーシャルワークの草分け的存在である。

アダムス

〔Addams, Jane 1860-1935〕

「アダムズ」とも記される。アメリカのセツルメント運動に従事した人物。1889 年、シカゴの貧困地域に「ハル・ハウス」を設立した。

アダム・スミス

〔Adam Smith 1723-1790〕

イギリスの経済学者、思想家。1776 年に『諸国民の富』（国富論）を発表し、富の源泉は労働にあるとし、自由な経済活動が国家の経済を発展させるとした。

アドボカシー

〔advocacy〕

「代弁」「弁護」「権利擁護」などと訳される。利用者（当事者）の利益を守るために、本人の立場に立って、本人に代わって権利の主張をすることをいう。アドボカシーは、個人や家族などを対象とする「ケースアドボカシー」と、同様のニーズをもつ集団や階層、コミュニティのために機能を果たす「クラスアドボカシー」に大別される。その他、主体から見た類型として、①セルフアドボカシー（自己弁護）、②シチズンアドボカシー（市民擁護代弁）、③リーガルアドボカシー（法的擁護代弁）、などがある。

あらゆる形態の人種差別の撤廃に関する国際条約

人権および基本的自由の平等を確保するため、あらゆる形態の人種差別を撤廃する政策などを、すべての適当な方法によって遅滞なくとることを主な内容としている。1965 年の国連総会において採択され、1969 年に発効しており、日本は 1995（平成 7）年に加入している。

アルマナー制度

〔almoner〕

「アルモナー」とも記される。1895 年、イギリスの王立施療病院に導入された。アルマナーとは病院の医療福祉係を指し、現代の医療ソーシャルワーカーに相当する。日本では、聖路加国際病院において実践活動に従事した浅賀ふさが第一人者として知られている。

ウィーナー

〔Wiener, Norbert 1894-1964〕

アメリカの数学者。計算機械も生物の神経系も同じ構造をもつことを認め、その数学的理論としての「サイバネティクス」を提唱したことで知られる。サイバネティクスは「操舵」と訳され、目標に向かう過程において、ずれが生じればそれを察知し自動的に素早く修正し、最終的な目標に到達するという考え方をいう。

ウィリアムズ

〔Williams, George 1821-1905〕

YMCA（Young Men's Christian Association： キリスト教青年会、1844年）の創設者の1人。YMCAの活動は、キリスト教の精神を基盤に、レクリエーション活動などの機会を青少年に提供し、精神的指導や生活技術指導を行うことによって、充実した余暇を提供しようとするものであった。

ヴォルフェンスベルガー

〔Wolfensberger, Wolf 1934-2011〕

1934年にドイツで生まれ、1950年にアメリカに移住し、ノーマライゼーションの理念をアメリカやカナダに紹介した知的障害者分野の研究者。文化的な側面や社会的な役割の側面におけるノーマライゼーションを強調した。また、ソーシャルロールバロリゼーション（social role valorization: 社会的役割の実践）という概念を提唱している。

ウルリッヒ

〔Ulrich, Hans 1919-1997〕

プロープスト（Probst, G. J. B.）とともに、『自己組織化とマネジメント』を刊行し、さまざまなシステムの自己組織化と制御メカニズムについてまとめた。

小河滋次郎

〔1863-1925〕

社会事業家。監獄学者。1882（明治15）年に東京専門学校邦語法律科、1883（明治16）年に東京大学法学部別課法学科に入学し、監獄学の研究に取り組む。卒業後、内務省に入省し、警保局監獄課長などを歴任。その後、官僚としての立場を退き、活動を社会事業へと拡大していく。1918（大正7）年にドイツのエルバーフェルト市（現・ブッパータール市）における救貧委員制度や岡山県済世顧問制度などを参考に、民生委員制度の先駆けである大阪府方面委員制度をスタートさせる。同制度に関しては、1924（大正13）年の著書『社会事業と方面委員制度』によって確認することができる。

尾崎新

〔1948-2010〕

日本のソーシャルワーク研究者。臨床に根ざした視点を示した。主著に『ケースワークの臨床技法―「援助関係」と「逆転移」の活用』（1994）、『対人援助の技法―「曖昧さ」から「柔軟さ・自在さ」へ』（1997）、『「ゆらぐ」ことのできる力―ゆらぎと社会福祉実践』（1999）などがある。

オートポイエーシス

〔autopoiesis〕

チリの生物学者マトゥラーナ（Maturana, H. R.）とヴァレラ（Varela, F. J.）によって提唱された、生命体がどのように世界を認知観察しているかという生命の本質を考察するための理論をいう。ルーマン（Luhmann, N.）によって社会科学の領域に導入された。

オンブズパーソン

〔ombudsperson〕

「苦情処理人」や「権利擁護者」としての役割を担う。硬直した構造に陥りやすい社会福祉施設や苦情が顕在化しにくい福祉サービスに対して、第三者的な立場から公平な判断をすることが期待されている。オンブズマン（ombudsman）ともいう。

カウンセリング

〔counseling〕

関連援助技術の1つ。心理的な問題を抱えている利用者に対して、専門職による言語的・非言語的コミュニケーションを通じて問題の解決を図る過程をいう。ケースワークと似ているが、社会資源の活用の幅がより狭いことや心理的問題の解決に焦点が当てられることなどにおいて区別される。

カー-サンダース

〔Carr-saunders, Alexander Morris〕

プロセスモデルに基づく専門職の研究において、ウィルソン（Wilson, P. A.）とともに、「可能的専門職−準専門職−新専門職−確立専門職」という職業発展の過程を示した。

間接援助技術

利用者を取り巻く環境に働きかけていくものであり、直接援助技術がより効果的に機能するように実

践される援助技術のことをいう。①地域援助技術（コミュニティワーク）、②社会福祉調査法（ソーシャルワーク・リサーチ）、③社会福祉運営管理法（ソーシャル・ウェルフェア・アドミニストレーション）、④社会福祉計画法（ソーシャル・ウェルフェア・プランニング）、⑤社会活動法（ソーシャルアクション）、などで構成される。

関連援助技術
伝統的なケースワーク（個別援助技術）やグループワーク（集団援助技術）、コミュニティワーク（地域援助技術）に対して、社会の変容に伴って登場した援助技術を指す。具体的には、①ネットワーク（ネットワーキング）、②ケアマネジメント、③スーパービジョン、④コンサルテーション、⑤カウンセリング、などが挙げられる。

機能主義
「機能派」とも呼ばれるケースワークにおける理論学派の１つ。ランク（Rank, O.）の意志心理学を基盤とし、利用者が本来もっている自我の力による自己成長・自己変容を重視し、その力を発揮できる場面を構成することが重要であるとした。

キャノン
〔Cannon, Walter Bradford 1871-1945〕
アメリカの生理学者。「ホメオスタシス」（homeostasis）の概念を提唱したことで知られる。ホメオスタシスは「恒常性」と訳され、「生物が外的、あるいは内的な環境の変化を受けながらも個体やシステムとしての秩序を安定して保つ」生物の働きをいう。

キャボット
〔Cabot, Richard C. 1868-1939〕
アメリカの医療社会事業を発展させた医師。1905年、マサチューセッツ総合病院において、患者の生活環境に関する情報を知る必要性から、ソーシャル・アシスタントを採用した。これがアメリカにおける最初の医療ソーシャルワーカーとされる。

キューブラー-ロス
〔Kübler-Ross, Elisabeth 1926-2004〕
アメリカの精神科医。『死ぬ瞬間』（1969）の著者として知られる。「死の受容モデル」として、否認と孤立⇒怒り⇒取引⇒抑うつ⇒受容、という５段階を示した。

教育機能
ソーシャルワークの機能の１つ。援助者が、利用者の社会的機能を高め、環境への対処能力を引き出すために、必要な情報や新たな技能を学習する機会を提供することをいう。

協働
〔cooperation〕
行政と民間団体・機関などが、共通の問題意識に立って活動を実践することをいう。協働関係においては、それぞれが対等な立場にあり、互いの主体性や独自性が尊重される。ソーシャルワークの場面では、公私関係に限らず、福祉・医療・保健などの連携が必要である。

クリステンセン
〔Christensen, Jonas Mikael〕
スウェーデンの社会福祉学者。グローバル化がソーシャルワークやソーシャルワーク教育に影響を与えていることは明らかであるとし、ソーシャルワークをグローバルな理解を得ることによってローカルな文脈で理解する必要があるとした。「ローカルに行動し、グローバルに考える」という「グローカル・アプローチ」（glocal approach）を提唱したことで知られる。

グリーンウッド
〔Greenwood, Ernest 1910-2004〕
1957年に専門職の属性として、①まとまった理論体系、②専門職としての権威、③社会からの承認、④規制的な倫理綱領、⑤専門職としての文化、を挙げ「ソーシャルワークは専門職である」とした。

呉秀三
〔1865-1932〕
精神医学者。日本の「精神医学の父」と呼ばれる。精神病患者の人道的待遇を主張し、精神病院の構造の改善などに努めた。1902（明治35）年に「精神病者慈善救治会」を創設し、精神病患者に対する奉

仕活動や社会の偏見に対する啓蒙に尽力した。

ケアマネジメント／ケースマネジメント

〔care management/case management〕
関連援助技術の1つ。利用者の必要とするケアを調整する機能をもち、利用者にとって最適なサービスを迅速に、かつ効果的に提供するための技法をいう。多くの利用者は複数のニーズを抱えている。それらのニーズを充足するためには、さまざまな社会資源と利用者とを結びつけることが必要となる。それを可能にし、また日常生活は横断的に成り立っているという視点から再考し、従来の縦割りのサービスを利用者の立場から再構成する。さらに、サービス提供の窓口をケアマネジャー（介護支援専門員）に一元化することで、容易に社会資源を得ることができる点が特徴といえる。なお、この技法は1970年代後半、アメリカで精神障害者への在宅支援のために作られ「ケースマネジメント」と呼ばれていたが、1990年にイギリスで成立した「国民保健サービス及びコミュニティケア法」において、マネジメントするのは「ケース」ではなく「ケア」であることから「ケアマネジメント」という用語が使用されるようになった。日本でも、介護保険制度の開始以降は「ケアマネジメント」としている。したがって、「ケアマネジメント」と「ケースマネジメント」は、ほぼ同義であるといってよい。

ケインズ

〔Keynes, John Maynard 1883-1946〕
イギリスの経済学者。著作に、管理通貨制を提唱した『貨幣改革論』（1923）、貨幣価値の基本方程式を示した『貨幣論』（1930）、完全雇用のための画期的理論を展開した『雇用・利子および貨幣の一般理論』（1936）など多数ある。

ケースカンファレンス／ケアカンファレンス

〔case conference/care conference〕
適切なサービスが提供できるように援助者が集まり、連絡調整や情報交換、討議などを行う会議のことをいう。また、スーパーバイザーからの指導・助言が行われることもある。

高齢者のための国連原則

1991年の国連総会で採択されたものであり、①自立、②参加、③介護、④自己実現、⑤尊厳、の領域における高齢者の地位について普遍的な基準を定めている。各国政府はできる限り、これを国内プログラムに盛り込むこととされている。

国際ソーシャルワーカー連盟（ＩＦＳＷ）

〔international federation of socialworkers〕
スイスのジュネーブに本部を置く国際組織であり、ソーシャルワークの標準や倫理を定め、ソーシャルワーカーの労働条件や組織率などの向上を図り、平和と人権を守る活動を積極的に行っている。なお、国際ソーシャルワーカー連盟への加盟資格が1ヵ国1団体であるため、日本では、①日本ソーシャルワーカー協会、②日本社会福祉士会、③日本医療社会福祉協会、④日本精神保健福祉士協会、が国内調整団体として「日本ソーシャルワーカー連盟」を組織し加盟している。

コーズ

〔Kohs, Samuels 1890-1984〕
アメリカのソーシャルワーク研究者。『ソーシャルワークの根源』（1966）において、ソーシャルワークの価値の根源を求めていく中で、その基本的な諸価値は単一の哲学から導き出されるものではないとした。

コーディネーション

〔coordination〕
ソーシャルワークにおける連絡・調整の機能を指し、機関や施設、団体などの間に対等な関係を創造し、それぞれが最大限にその特性を発揮できるように調整することをいう。

子ども食堂

子どもが一人でも行くことのできる無料または低額の食堂をいう。月に1回の開催のところもあれば、365日三食提供しているところなどもあり、多様な形態となっている。子どもへの食事提供、孤食の解消、地域交流の場づくりなどを目的とする。

コミュニティ・オーガニゼーション

〔community organization〕

ソーシャルワークの技術の1つで、間接援助技術に位置づけられる。地域を対象とする援助であることから地域援助技術・地域組織化活動ともいう。「ニード・資源調整説」「インターグループワーク説」「地域組織化説」「地域開発・社会計画・ソーシャルアクションの3つのモデル」などが挙げられる。

ゴールドシュタイン

〔Goldstein, Howard 1922–2000〕

ソーシャルワークの総合理論の研究において、システム論を用いた「全体論的ソーシャルワーク論」を展開した。

コンピテンシー

〔competency〕

それぞれの専門職業人の業務を遂行する能力（知識、技術、倫理観、態度等）をいう。日本ソーシャルワーク教育学校連盟は、ソーシャルワークのコンピテンシーとして、①倫理的かつ専門職としての行動がとれる、②実践において多様性と相違に対応する、③人権と社会的・経済的・環境的な正義を推進する、④「実践にもとづく調査」と「調査にもとづく実践」に取り組む、⑤政策実践に関与する、⑥個人、家族、グループ、組織、コミュニティとかかわる、⑦個人、家族、グループ、組織、コミュニティのアセスメントを行う、⑧個人、家族、グループ、組織、コミュニティに介入する、⑨個人、家族、グループ、組織、コミュニティへの実践を評価する、を挙げている。

コンビネーション・アプローチ

〔combination approach〕

ケースワークを展開する中で、状況に応じてグループワークやコミュニティワークを組み合わせて援助を展開する方法をいう。

サービス担当者会議

ケアマネジャーが中心となり、利用者によりよいサービスを提供するための情報共有や意見交換を行う会議をいう。ケアプランの作成・変更時やトラブル

の発生時、介護認定の更新時などに開催される。

ジェネラリスト・アプローチ

〔generalist approach〕

ソーシャルワーク実践を包括的・統一的に捉えていくための共通基盤を確立し、総体としての方法を特徴づける視点と枠組みの構築を行い、援助を展開する方法をいう。

自己実現

〔self-actualization〕

自分の達成すべき目標をみつけ、自分の可能性を発揮すること。マズロー（Maslow, A. H.）は生理的、心理的な欲求が満たされた結果として、本来の自己を実現しようとする欲求が現れると考えた。ロジャーズ（Rogers, C. R.）は、人間は自らのもつ潜在的能力を達成しようとする自己実現の動機を備えていると述べた。

慈善組織協会（COS）

〔Charity Organization Society〕

1869年、ロンドンに設立された。無差別による慈善的な救済の乱立の弊害をなくすために設立され、慈善団体の連絡、調整、組織化および救済の適正化を図ることを目的とした。のちにアメリカや日本に多大な影響を及ぼし、今日のケースワークやコミュニティ・オーガニゼーションの先駆をなした。

児童の権利に関する条約

18歳未満を「児童」と定義し、国際人権規約において定められている権利を児童について展開し、児童の人権の尊重と確保の観点から必要となる事項を定めている。1989年の国連総会において採択され、1990年に発効しており、日本は1994（平成6）年に批准している。

社会改良運動

社会問題の改良を通じて社会変革を実現しようとする運動をいう。歴史的には、青少年団体運動やセツルメント運動（settlement movement）などが代表的な例として挙げられる。

社会活動法（ソーシャルアクション）
〔social action〕

間接援助技術の1つ。地域社会に生じるさまざまな福祉課題に対し、当事者や地域住民が課題の解決や望ましい社会の実現を目的に、環境や制度の変革を目指すソーシャルワーク実践をいう。なお、社会活動法には、世論の喚起や集会・署名・請願・陳情などによる議会や行政機関への要求行動が含まれる。

社会正義

「人権」とともにソーシャルワークの基盤となる原理。日本社会福祉士会の倫理綱領では、原理の1つとして「社会福祉士は、差別、貧困、抑圧、排除、無関心、暴力、環境破壊などの無い、自由、平等、共生に基づく社会正義の実現をめざす」とされている。

社会福祉運営管理法（ソーシャル・ウェルフェア・アドミニストレーション）
〔social welfare administration〕

間接援助技術の1つ。社会福祉施設や機関などが福祉サービスの合理的かつ効果的な展開・発展を図るためのソーシャルワーク実践をいう。今日では、社会福祉政策や社会福祉行政の運営についても用いられている。

社会福祉協議会

社会福祉法109条で「地域福祉の推進を図ることを目的とする団体」と位置づけられた社会福祉法人である。各都道府県、区市町村に設置されている。たとえば、高齢者福祉への取組みには、日常生活の見守りや支援を必要とする人びとを、近隣で連携して支え合う「小地域ネットワーク活動」がある。行政庁の職員は市町村社協の役員になることができるが、役員総数の5分の1を超えてはならないことが規定されている。

社会福祉計画法（ソーシャル・ウェルフェア・プランニング）
〔social welfare planning〕

間接援助技術の1つ。社会保障問題や高齢者問題などの福祉課題に対応し、国民の生活の安定を図る計画的・予防的なソーシャルワーク実践をいう。社会の動向を見据え、一定の目標実現に向け、社会体系あるいは社会の一部を合理的に変革し、望ましい方向へ改善するものである。

社会福祉士

1987（昭和62）年に社会福祉士及び介護福祉士法が成立し、これにより社会福祉士はソーシャルワークにおける専門職としての明確な位置づけがされた。2条1項において社会福祉士は「第28条の登録を受け、社会福祉士の名称を用いて、専門的知識及び技術をもつて、身体上若しくは精神上の障害があること又は環境上の理由により日常生活を営むのに支障がある者の福祉に関する相談に応じ、助言、指導、福祉サービスを提供する者又は医師その他の保健医療サービスを提供する者その他の関係者との連絡及び調整その他の援助を行うことを業とする者をいう」と定義されている。

社会福祉士及び介護福祉士法

1987（昭和62）年、①高齢化に伴う福祉ニーズの増大や多様化に対する専門的援助の必要性、②新しい供給システムに伴う福祉サービスの健全育成と質の確保、③福祉専門職の資格制度確立の要請、などを背景に制定された法律。この法律の目的は「社会福祉士及び介護福祉士の資格を定めて、その業務の適正を図り、もつて社会福祉の増進に寄与すること」（1条）とされている。

社会福祉士の行動規範

「社会福祉士の倫理綱領」に基づいて、社会福祉士が社会福祉実践において従うべき行動を示したもの。

ジャーメイン
〔Germain, Carel Bailey 1916-1995〕

ギッターマン（Gitterman, A.）とともに『ソーシャルワーク実践における生活モデル』（1980）を刊行し、ソーシャルワークに生態学的視点を導入した。ジャーメインらによって提唱された人と環境との関係や利用者の生活実態に合わせたソーシャルワークを「生活モデル」という。

シュワルツ

〔Schwartz, William 1916–1982〕

アメリカのソーシャルワーク研究者。グループワークの研究において「相互作用モデル」を提唱し、ソーシャルワーカーの役割をグループとメンバーとの媒介者として規定したところに特徴が見られる。

障害者の権利に関する条約

障害者の人権と基本的自由の享有を確保し、障害者の固有の尊厳の尊重を促進することを目的として、障害者の権利の実現のための措置などについて定めている。2006 年の国連総会において採択され、2008 年に発効しており、2014（平成 26）年に日本についても効力を発生させている。

情報公開／情報開示

〔information disclosure〕

社会福祉の制度やサービスに関する情報の提供や開示は、利用者の主体的なサービス選択を支えるために欠くことのできないものである。現在ではインターネットによるウェブサイトを活用することで、容易に情報を得ることが可能となった。代表的な福祉・保健・医療の総合情報サイトとして、独立行政法人福祉医療機構が運営する WAM NET がある。ICT の発展と普及によって多くの国民が恩恵を受けているが、一方で情報リテラシーやアクセシビリティ、デジタル・ディバイドや情報セキュリティなどに関する課題への対応も必要である。

女子に対するあらゆる形態の差別の撤廃に関する条約

男女の完全な平等の達成に貢献することを目的として、女性に対するあらゆる差別を撤廃することを基本理念としている。また、「女子に対する差別」を定義し、締約国に対して、政治的および公的活動、経済的および社会的活動における差別の撤廃のために適当な措置をとることを求めている。1979 年の国連総会において採択され、1981 年に発効しており、日本は 1985（昭和 60）年に締結した。

ジョンソン

〔Johnson, Louise C. 1923–2016〕

ヤンカ（Yanca, S. J.）とともに『ジェネラリスト・ソーシャルワーク』において、①ソーシャルワークの 5 つの基本的視座、②相互作用のプロセス、③①②を踏まえた実践の全体像を語っている。

自立支援

社会において自立した生活、主体的な生活を営むための生活力を育てることをいう。自立した生活とは、どこに住むのか、どのように住むのか、どのように生活を営むのかなどを選択する自由であるといえる。つまり、何でも自分 1 人で行うといったものではなく、必要な援助を受けながらも、自分で選択し決定するという意味に捉えることができる。そのような意味においては、「自律」と表現することも考えられる。

診断主義

「診断派」とも呼ばれるケースワークの理論学派の 1 つ。フロイト（Freud, S.）の精神分析理論を基盤とし、利用者のパーソナリティの構造を生育歴や家族関係の中から明らかにし、自我の強化を図ることを通して、社会環境に対する適応能力を高めようとする立場をとった。

スターン

〔Stern, Daniel 1934–2012〕

実証的な研究を通して乳幼児の心的世界を解明した乳幼児精神科医。乳児の主観的世界を「自己感」の発達とし、「萌芽的自己感」「中核的自己感」「主観的自己感」「言語的自己感」を示した。また、母子間の情動的な相互交流のパターンである「情動調律」という概念を提唱した。

スティグマ

〔stigma〕

もともとの意味は奴隷や犯罪者の体に刻まれた徴である。多数派集団において正統とされる文化や規範を欠く少数派集団に対しては、その属性から否定的なレッテルが貼られ、その集団に属する者は正常から逸脱した者とみなされ、他者からの軽視と不信をかう。それは被差別的な地位のシンボルという意味で汚点（スティグマ）となり、社会的な差別を発生させるとされる。

ストロー

〔Stroh, David Peter 1950– 〕
解決すべき問題をシステムとして捉え、多面的な視点で原因を探り問題解決を目指す「システム思考」を示した。

生活の質（QOL）

〔quality of life〕
「生命の質」「生活の質」「人生の質」などと訳される。さまざまな生活場面を質的に捉える概念である。日本では 1970 年代以降、「心の貧困」が指摘され「心の豊かさ」が強調されるようになり、社会福祉分野において QOL を重視する必要性が語られている。

精神保健福祉士

精神保健福祉士法 2 条において「精神保健福祉士とは、第 28 条の登録を受け、精神保健福祉士の名称を用いて、精神障害者の保健及び福祉に関する専門的知識及び技術をもって、精神科病院その他の医療施設において精神障害の医療を受け、又は精神障害者の社会復帰の促進を図ることを目的とする施設を利用している者の地域相談支援の利用に関する相談その他の社会復帰に関する相談に応じ、助言、指導、日常生活への適応のために必要な訓練その他の援助を行うことを業とする者をいう」とされている。精神保健の分野では、1950 年代より、精神科ソーシャルワーカー（PSW）が医療機関を中心に活躍してきた歴史がある。一方、精神保健福祉士は、1997（平成 9）年に誕生した精神保健領域におけるソーシャルワーカーの国家資格である。

精神保健福祉士法

1997（平成 9）年、精神障害者の医療機関への入院の長期化の解消や精神障害者の社会復帰の促進などの観点から制定された法律。この法律の目的は「精神保健福祉士の資格を定めて、その業務の適正を図り、もって精神保健の向上及び精神障害者の福祉の増進に寄与すること」（1 条）とされている。

精神保健福祉法（精神保健及び精神障害者福祉に関する法律）

精神障害者の医療および保護を行い、障害者総合支援法とあいまって、社会復帰の促進および自立と社会経済活動への参加の促進に必要な援助を行い、発生予防、その他国民の精神保健の向上を図ることを目的とした法律。

セツルメント運動

〔settlement movement〕
知識と人格を兼備する有産階級の人びとがスラム地域に住み込み、スラム地域の人たちとの知的および人格的交流を通じて、福祉の向上を図ろうとするもの。バーネット夫妻（Barnett, S. & Barnett, H.）を中心とするトインビー・ホール（Toynbee Hall）の設立（1884 年）によって本格化した。

ソーシャル・インクルージョン（社会的包摂）

〔social inclusion〕
すべての人びとを、その属性（性別、年齢、身体的・精神的状況、宗教的・文化的背景、経済状況等）にかかわらず、孤立、孤独、排除、摩擦などから守り、社会の構成員として包み込み、支えあう理念をいう。なお、この理念は、社会福祉士の倫理綱領において、「社会に対する倫理責任」の 1 つとして唱えられている。

ソーシャル・エクスクルージョン（社会的排除）

〔social exclusion〕
社会から追い出されること。現代的な貧困を認識する概念。経済的な意味での貧困だけでなく、貧困をもたらす要因となる生活環境や状態、そのプロセスをも含むニーズ把握のための概念として理解されている。これに対する概念として「ソーシャル・インクルージョン」がある。これは人間関係の中に生じる格差や障壁を作り出す構造を解消し、すべての人が平等で、尊厳のある生活を営むことのできる社会を構築するための概念である。

ソーシャルワーク専門職のグローバル定義

2014 年 7 月にオーストラリアのメルボルンで開催された国際ソーシャルワーカー連盟（IFSW）、国

際ソーシャルワーク学校連盟（IASSW）の総会および合同世界会議において採択された。定義の改正のポイントとして、①社会を変えていく役割を強調したこと、②マクロレベル（政治レベル）の取組みを強調したこと、③ソーシャルワークは学問であるとしたこと、④欧米中心主義からの脱却を図ったこと、⑤グローバル定義をもとに重層定義（ナショナル・リージョナル）の展開が認められたこと、などが挙げられる。

代弁機能

ソーシャルワークの機能の1つ。援助者が、権利や要求などを表現できず具体的にそれらを実現できない利用者を弁護し、代弁することをいう。

タスクゴール
〔task goal〕
地域援助技術の評価過程において、目標が達成できたか否かを測ることをいう。課題の達成度や財政効果の程度、住民のニーズの充足度、援助にかかわった機関や団体の貢献度などを確認する。

ダブルケア

育児と介護の時期が重なった状態をいう。背景には晩婚化・晩産化、平均寿命の延伸などがある。育児期間が後ろ倒しされ、介護のタイミングと重なるケースが増えている。

ダブルバインド理論
〔double bind theory〕
「二重拘束」という意味を持つ。2つの違う矛盾した意味のメッセージを相手に送ることによって、相手を混乱させストレスを与えるといったコミュニケーションをいう。文化人類学や精神医学の研究者であるベイトソン（Bateson, G.）によって提唱された。

ターミナルケア
〔terminal care〕
「人生の最期」において、その人の人格やQOL（quality of life: 生活の質）を尊重し、残された人生をその人らしく生きていけるように援助を進めるケアをいう。

地域援助技術（コミュニティワーク）
〔community work〕
間接援助技術の1つ。地域社会で生じる諸問題に対し、地域住民が主体的・組織的・計画的に解決していけるように、公私の専門機関が側面的な援助を行うソーシャルワーク実践をいう。なお、コミュニティソーシャルワークといった場合、地域を基盤に展開する援助である点においてはコミュニティワークに類似するが、専門職だけではなく、当事者や地域住民との連携・協働による援助（ソーシャルサポート・ネットワーク）を重視する傾向が強い。

地域ケア会議

医療・介護・生活支援などが一体的に提供される「地域包括ケアシステム」の実現に向けて行われる会議をいう。多職種が集まり、専門的な知識を共有し、支援内容や提供体制について検討する。

地域診断

コミュニティワークにおいて、対象となる地域を客観的指標や観察を通して、地域ごとの問題・特徴を把握することをいう。

地域組織化

一般的には、地域における問題解決に主体的に取り組めるように、住民を組織化する活動をいう。ロス（Ross, M.）は、コミュニティ・オーガニゼーションの定義として「地域組織化説」を提唱した。

地域福祉計画

市町村によって策定される地域福祉の推進に関する計画のこと。社会福祉法107条に定められている。①地域におけるサービスの適切な利用の推進、②地域における社会福祉を目的とする事業の健全な発達、③地域福祉に関する活動への住民の参加の促進、などに関する事項を一体的に定めることとされている。

地域包括支援センター

高齢者の生活を地域でサポートするための拠点として設置されている機関。介護予防ケアマネジメント、総合相談、権利擁護、包括的・継続的ケアマネ

ジメントの4つを業務の柱としている。社会福祉士や主任ケアマネジャー、保健師などが配置される。

チーム・アプローチ

〔team approach〕
利用者の抱えるニーズは複雑化、多様化しており、1人の援助者によるサポートでは対処できない場合が多い。よって、他の援助者や専門職者とチームを組んで利用者の課題に対応していく必要がある。そのような援助者側の取組みをいう。

チーム・ケア

〔team care〕
医療・保健・福祉などの専門職がチームを組織し、それぞれの知識や技能を駆使しながら利用者のケアに取り組むことをいう。適切なチーム・ケアには、互いの専門性の理解と尊重、共通の理念や目標をもつことが必要となる。なお、専門職ではないボランティアや民生委員などが含まれることもある。

仲介機能

ソーシャルワークの機能の1つ。援助者が、利用者の抱えるニーズと社会資源とを効果的に結びつけることをいう。

調停機能

ソーシャルワークの機能の1つ。援助者が、問題や葛藤に直面している2人以上の当事者が合意に至るよう図ったり、集団や組織の合意形成が可能になるよう援助することをいう。

ティリッヒ

〔Tillich, Paul Johannes 1886-1965〕
ドイツの神学者。ベルリン大学で哲学や神学を学び、のちにアメリカに亡命し、ユニオン大学やハーバード大学で教鞭を執る。組織神学や宗教社会主義の思想で知られる。

トインビー・ホール

〔Toynbee Hall〕
1884年、ロンドン郊外のイースト・エンドに建てられた世界最初のセツルメントハウスである。運動に身を投じ31歳の若さで亡くなったトインビー（Toynbee, A.）を記念して、その運動を引き継いだバーネット（Barnett, S.）の指導のもとで設立された貧困者などの社会的弱者のための施設。

留岡幸助

〔1864-1934〕
牧師。慈善事業家。同志社英学校卒業後、空知集治監（監獄）の教誨師として赴任し感化教育の重要性を認識する。その後、監獄問題や感化教育施設を実地に学ぶため渡米。帰国後、巣鴨家庭学校を創設する。その後も地方改良運動に取り組み、1914（大正3）年に北海道社名淵に家庭学校社名淵分校（現在の北海道家庭学校）を創設し、感化事業を実践した。

永井三郎

社会福祉学者。グループワークを中心に多数の著書、訳書がある。1949（昭和24）年に著書『グループ・ワーク—小団指導入門』において、青少年のグループ活動やクラブ活動に携わる指導者を対象に、グループワークの基本的な考え方について語っている。

仲村優一

〔1921-2015〕
社会福祉学者。日本社会事業大学や放送大学、淑徳大学などで研究・教育に携わる。1956（昭和31）年に論文「公的扶助とケースワーク」を著し、ケースワークと公的扶助は一体としてあるべきと述べた。これに対し、当時日本福祉大学の教授であった岸勇は、公的扶助とケースワークを分離させようとする立場をとった。これに始まる論争を「岸・仲村論争（仲村・岸論争）」という。

中村雄二郎

〔1925-2017〕
日本の哲学者。宗教・言語・文化など、さまざまな分野を論じた。著作に『現代情念論』（1962）、『感性の覚醒』（1975）、『哲学の現在』（1977）、『共通感覚論』（1979）、『魔女ランダ考』（1983）、『臨床の知とは何か』（1992）など多数ある。

ニーズ・資源調整説

1939 年の全米社会事業会議で採択された「レイン報告」による考え方。コミュニティ・オーガニゼーションの目的は、社会資源と地域のニーズを変化に合わせて効果的に調整していくことにあるとした。

認定社会福祉士制度

社会福祉士の実践力を担保する民間認定の仕組みとして制定され、認定社会福祉士認証・認定機構によって 2012（平成 24）年度から運用が開始された。これにより「認定社会福祉士」は、福祉課題に対し高度な専門知識と熟練した技術を活用して個別の支援や多職種との連携、地域福祉の増進を実践することのできる能力を有した者となる。一方、「認定上級社会福祉士」は前述の認定社会福祉士の有する能力をさらに高め、また人材の育成において他の社会福祉士に対する指導的役割を担い、実践の科学化を行うことのできる能力を有する者とされる。

バイステック

〔Biestek, Felix Paul 1912–1994〕

アメリカの社会福祉研究者。利用者と援助者との間に望ましい援助関係を形成するために、①個別化、②意図的な感情の表出、③統制された情緒的関与、④受容、⑤非審判的態度、⑥利用者の自己決定、⑦秘密保持、のケースワークの原則を示した。

8050 問題

80 代の親が 50 代の子どもの生活を支えるために大きな負担を抱える社会問題をいう。問題の背景には、ひきこもりの長期高齢化があるとされる。日本において、2010 年代以降に社会問題化されている。

バーネット

〔Barnett, Samuel Augustus 1844–1913〕

世界初のセツルメントハウスとされるトインビー・ホールの初代館長。妻のヘンリエッタ（Barnett, H.）とともに、貧困者の救済に尽力し、セツルメント運動を展開した。

ハル・ハウス

〔Hull-House〕

1889 年にシカゴに開設されたセツルメントハウス。創設者はアダムス（Addams, J.）とスター（Starr, E.）とされる。

秘密保持

〔confidentiality〕

バイステック（Biestek, F. P.）の示したケースワークの原則の 1 つであり、自身の秘密をしっかり守りたいという利用者のニーズから導き出される。援助を展開する中で知り得た情報は公にせず、利用者のプライバシーや秘密を守り、信頼感を保つことをいう。それにより利用者は自らの問題について語ることが可能となる。

ピンカス

〔Pincus, Allen〕

ミナハン（Minahan, A.）とともに、ソーシャルワークを 1 つのシステムと捉え、そのシステムを構成する、①クライエント・システム（サービスを利用し問題解決に取り組もうとする個人や家族）、②ワーカー・システム（サービスを利用し問題解決に取り組んでいくことができるように援助する者や機関・施設）、③ターゲット・システム（利用者の問題解決のために標的として対応すべき者や組織体）、④アクション・システム（問題解決に取り組んでいくために参加・協力する者や資源）の 4 つのシステムを示した。なお、ワーカー・システムは「チェンジ・エージェント・システム」（change agent system）と表現されることもある。

貧困撲滅とソーシャルワーカーの役割に関する国際方針文書

2010 年に国際ソーシャルワーカー連盟（IFSW）によって定められた。この方針文書では、「政策の背景」「貧困により派生する問題」「貧困緩和へのアプローチ」「人権と倫理」「ソーシャルワーカーの役割」「政策声明」などに触れ、貧困の根絶を実現するためのソーシャルワーカーの役割について述べている。

福祉組織化

地域におけるニーズを解決していくために、問題を抱える当事者を中心として社会福祉機関・団体、施

設などを組織化すること。岡村重夫は、「福祉組織化」と「一般地域組織化」をともに地域福祉の構成要素としている。

ブース
〔Booth, Charles James 1840–1916〕
イギリスの研究者、実業家。17年にわたって実施したロンドン調査はその報告書『ロンドン民衆の生活と労働』（全17巻）にまとめられ、人口の3割が貧困線以下にあり、その原因が低賃金等の雇用上の問題に起因することを明らかにした。

ブトゥリム
〔Butrym, Zofia T. 1927–2017〕
イギリスのソーシャルワーク研究者。人間に内在する普遍的価値から引き出されるソーシャルワークにおける価値前提として、①人間尊重、②人間の社会性、③変化の可能性、を挙げた。主著に『ソーシャルワークとは何か』（1976）がある。

ブランケンブルク
〔Blankenburg, Wolfgang 1928–2002〕
ドイツの精神医学者。フライブルク大学においてハイデガーなどに師事して哲学を学び、のちに医学の道へ進みフライブルク大学精神神経科医長、マールブルク大学精神科主任教授などを歴任。主著に『自明性の喪失—分裂病の現象学』（1971）がある。

フレックスナー
〔Flexner, Abraham 1866–1959〕
1915年の全米慈善・矯正会議において、専門職の特質として、①個人的責任を伴う知的な仕事であること、②学識に裏付けられたものであること、③実際的目的のためであること、④教育的に他に伝達可能な技術があること、⑤専門職団体・組織をつくること、⑥利他主義的であること、を挙げ「ソーシャルワークは現段階では専門職に該当しない」と結論づけた。

フロイト
〔Freud, Sigmund 1856–1939〕
オーストリアの精神科医。精神分析の創始者。ヒステリーの患者の治療に関する研究から、人間には意識の奥底に自らも気づいていない無意識が存在すると主張し、独自の力動精神医学、人格理論、発達理論などを体系化したことで有名。

プロセスゴール
〔process goal〕
地域援助技術の評価過程において、計画の立案から実施に至るまでの住民の参加意識や連帯感、機関や団体の協働体制などを確認することをいう。

プロベーション制度（せいど）
〔probation〕
刑の宣告猶予と更生指導を組み合わせた制度。歴史的には、1841年にオーガスタス（Augustus, J.）が行った禁酒法違反の青年に対する教育事業に起源があるとされる。アダムス（Addams, J.）によって創設されたハル・ハウスにおける少年裁判所の設置運動は、この制度から発展したものであった。

ベーム
〔Boehm, Werner 1933–2011〕
アメリカのソーシャルワーク研究者。論文「ソーシャル・ワークの性格」（1958）において、ソーシャルワークの社会的責任について述べながらも、それはその社会で支配的な価値とあらゆる点で一致するような一組の価値をソーシャルワークに賦与することを意味するものではないとした。

ベルタランフィ
〔Bertalanffy, Ludwig von 1901–1972〕
オーストリア出身の理論生物学者。システムによって自然や社会を考える一般システム理論を示した。一般システム理論は、世の中のシステム全般に適応できる（一般化できる）ものであると捉えられる。

ベンサム
〔Bentham, Jeremy 1748–1832〕
イギリスの哲学者で功利主義の提唱者。功利主義とは、社会の善悪の判断基準を、理性や客観的な真理ではなく、功利性（社会全体の利益）に求める思想をいう。ベンサムは正しい行為や政策とは、個人の幸福の総計が社会全体の幸福であり、社会全体の幸福を最大化すべきといった「最大多数の最大幸福」

をもたらすものであると論じた。

ボウルビィ
〔Bowlby, John 1907-1990〕
イギリスの精神科医。ホスピタリズム（hospitalism）の研究を通して、発達の早期に母親との分離を余儀なくされ、母性的な養育を受けられないことの危険性を指摘した。愛着の発達における愛着（attachment）行動の変化を4段階に分けて示した「愛着理論」を提唱したことで知られる。

保護機能
ソーシャルワークの機能の1つ。援助者が、生存の危機や社会生活上の困難に直面している利用者に対して、保護と権利を保障することをいう。

マルチメソッド・アプローチ
〔multimethod approach〕
ケースワークやグループワーク、コミュニティワークの援助方法に共通する原理や技能、あるいは相違点などを明確化し、方法の関連性を考慮しながら必要に応じて組み合わせて援助を展開する方法をいう。

三好豊太郎
〔1894-1990〕
社会福祉学者。日本にケースワークを導入した人物の1人。1924（大正13）年に論文「『ケースウォーク』としての人事相談事業」を著し、社会事業におけるケースウォーク（ケースワーク）の重要性を論じた。

ミラーソン
〔Millerson, Geoffrey〕
専門職の研究において、「専門職とは、主観的にも客観的にも、相応の職業上の地位を認められ、一定の研究領域を持ち、専門的な訓練と教育とを経て、固有の職務を行う、比較的地位が高い、非肉体的職務に属する職業をいう」と定義した。

ミルフォード会議
〔Milford Conference〕
1920年代、ケースワークの基礎確立期に、アメリカのペンシルベニア州ミルフォード市において開催

された分野の異なるケースワーク機関の代表者による会議をいう。1929年の報告書『ソーシャル・ケースワーク—ジェネリックとスペシフィック』によると、「ケースワークは、あらゆる領域において共通するスキルを有すること（ジェネリック）を確認した」とされている。

民生委員
民生委員法に基づき、同じ住民の立場から地域の要援護者等へ相談援助を行う者のこと。都道府県知事の推薦を受けて厚生労働大臣が委嘱する。児童委員も兼務する。また、民生委員の定数は、厚生労働大臣の定める基準に従い、都道府県知事が市町村長の意見を聞いて決める。

無縁社会
かつて日本社会にあった地縁や血縁などが失われ、絆をなくした社会をいう。人と人とのつながりをもたず、孤立している人が増えている社会現象のこと。2010（平成22）年に制作・放送されたNHKのドキュメンタリー番組で初めて報告された。

向谷地生良
〔1955- 〕
日本のソーシャルワーカー。ソーシャルワーカーとして病院に勤務しながら精神科を退院した人たちと地域で生活し、「べてるの家」を設立した。「当事者の語り」を重視した実践に取り組んでいる。

メイヤー
〔Meyer, Carol H. 1924-1996〕
アメリカの社会福祉研究者。利用者の生活を環境との有機的循環作用の中から把握し、対応を統合的に考察しようとする「エコシステム視座」（ecosystem perspective）を提唱した。エコシステムという視座は、システム思考と生態学的視点の理論特性を折衷・具備したものといえる。

ヤングケアラー
〔young carer〕
本来であれば大人が担うと想定される家事や家族の世話などを日常的に行っている子どもをいう。年齢や成長の度合いに見合わない重い責任や負担を抱え

ている 18 歳未満の者を指す。

友愛訪問
〔friendly visiting〕
貧困家庭などを訪問し、人格的影響を与えることによって自立を指導する活動をいう。歴史的には 19 世紀の後半から慈善組織協会によって実施された。リッチモンド（Richmond, M. E.）は『貧困者への友愛訪問』（1899）の中で「貧困者の家庭の喜び、悲しみ、感情、そして人間全体に対する考え方を共感をもって常に身近に知ることを目指すもの」と定義した。

ユマニチュード
〔humanitude〕
「人間らしさを取り戻す」ことを意味するフランス語で、認知症ケア技法の 1 つ。ケアの対象となる人の「人間らしさ」を尊重し、「あなたを大切に思っています」というメッセージを発信し続けるところに特徴がある。ケアを提供する側の技術として、①見る、②話す、③触れる、④立つ、が示されている。

ラップ（WRAP）
〔Wellness Recovery Action Plan〕
日本語では「元気回復行動プラン」と訳される。自分自身のメンタルヘルスやウェルビーイングを回復させるための行動計画をいう。精神疾患からのリカバリーに必要な要素として、①希望、②責任、③学び、④権利擁護、⑤サポート、が示されている。

ランク
〔Rank, Otto 1884-1939〕
フロイト（Freud, S.）の弟子であったが、のちに袂を分かつ。意志心理学を示し、ケースワークにおける機能主義の形成に大きな影響を与えた。

リカバリー
〔recovery〕
障害や疾患があってもその人らしい生活を送るための社会的役割を獲得し、充実した人生を生きていくプロセスをいう。ディーガン（Deegan, P.）はリカバリーについて、①回復した結果ではなく 1 つの過程である、②生活の仕方、姿勢、日々の課題への取

り組み方である、③完全に直線的な過程ではない、④課題に立ち向かうことが求められる、⑤新たな目標を再構築する、としている。

リスクマネジメント
〔risk management〕
リスク（危機・危険）が起こる可能性、その可能性を生む要因や背景、また万が一リスクが生じた場合の対応などを観察・監視すること。2002（平成 14）年に「福祉サービスにおける危機管理（リスクマネジメント）に関する取り組み指針〜利用者の笑顔と満足を求めて」が策定された。本指針の中で、福祉サービスにおけるリスクマネジメントの考え方として、管理的な側面を強めるよりも、質の高いサービスを提供しながら事故を予防することの重要性が指摘された。

リッチモンド
〔Richmond, Mary Ellen 1861-1928〕
ケースワークという用語を初めて用い、「ケースワークの母」と呼ばれる。1917 年『社会診断』を著す。また、『ソーシャル・ケースワークとは何か』（1922）の中で「ソーシャル・ケースワークは、人間と社会環境の間を、個別的、意識的に調整することを通じて、その人のパーソナリティを発達させる諸過程からなる」と定義した。リッチモンドはヘレン・ケラーの家庭教師サリヴァン（Sullivan, A.）の影響を強く受け、環境条件の改善から援助の展開を図るという立場をとった。

リレーションシップゴール
〔relationship goal〕
地域福祉計画の評価を行う際の 1 つの目標である。現状のあり方にどの程度の変化をもたらしたか、という地域社会の変革を目標とする。組織間の関係を変えていくことを重視する。

倫理綱領
〔code of ethics〕
専門職としての倫理的責任を明確にし、社会に表明するもの。行動規範であるとともに、社会に表明することによって専門職の独善を防ぐ役割も果たす。福祉分野の倫理綱領として、「社会福祉士の倫理綱

領」「介護福祉士の倫理綱領」「精神保健福祉士の倫理綱領」などがある。

倫理的原則のスクリーン／倫理原則選別リスト
〔ethical principles screen〕
倫理的ジレンマに陥った際、解決が困難なケースの対処方法として、ドルゴフ（Dolgoff, R.）らによって示された原則。最も重視される原則から順に、①生命の保護、②平等と不平等、③自己決定と自由、④危害最小、⑤生活の質、⑥個人情報と守秘義務、⑦誠実と開示、とされている。

ルーマン
〔Luhmann, Niklas 1927-1998〕
ドイツの社会学者。社会システム論によって、第二次世界大戦後の社会学を牽引した。著作に『社会システム論』（1984）、『社会の経済』（1988）、『社会の科学』（1990）、『社会の法』（1993）、『社会の社会』（1997）などがある。

レイン報告
〔Lane Report〕
アメリカにおいて、レイン（Lane, R.）を委員長として1939年にまとめられた報告書。コミュニティ・オーガニゼーションの機能について、地域におけるニーズと社会資源を調整するものとした。この説は、「ニーズ・資源調整説」として知られている。

レヴィ
〔Levy, Charles 1919-2006〕
アメリカのソーシャルワーク研究者。『ソーシャルワーク倫理の指針』（1993）において、倫理を「人間関係およびその交互作用に価値が適用されたもの」と規定し、人間関係における行動に直接影響を及ぼす点に特色があるとした。

連携会議
援助の調整を図ることを目的に、さまざまな専門職が協議し、一体的に利用者の抱える問題に対処していくための会議をいう。たとえば、子どもが障害や

貧困などの環境要因に左右されることなく、地域で健やかに成長することができるような環境づくりをしたり、高齢者が医療や介護が必要となったときでも安心して暮らせることができるよう、医療・介護の関係者を確保し、スムーズな連携が実現できるようにしたりする場をいう。

ロス
〔Ross, Murray George 1910-2000〕
コミュニティ・オーガニゼーションの機能を、住民が主体となって地域を組織化し、問題を解決できるように働きかけることであるとした。「地域組織化説」と呼ばれている。著作に『コミュニティ・オーガニゼーション―理論・原則と実際』がある。

ロスマン
〔Rothman, Jack 1927- 〕
コミュニティ・オーガニゼーションの実践アプローチを、①目標の決定や活動において住民参加を重視し、地域社会の協働的な問題解決能力を強調した「地域開発モデル（小地域開発モデル）」、②専門技術的な過程を重視し、合理的に統制された変革や社会資源の配分に高い関心を置いた「社会計画モデル」、③不利な立場にある住民の発言権を増大させ、待遇の改善や社会資源の開発を通して権力構造の変革を目指した「ソーシャルアクションモデル」、に分類した。

YMCA
〔Young Men's Christian Association〕
キリスト教青年会。1844年、産業革命下のロンドンにおいて、若年労働者たちの祈りの会としてウィリアムズ（Williams, G.）らによって設立された。現在では、キリスト教の精神を基盤に、人間としての豊かな成長と平和で公正な社会の実現を目指して「チャイルド・ケア」「ボランティア」「健康教育」「学校教育」など、さまざまな事業を展開している。YMCAやボーイスカウトの活動は、グループワークの源流とされる。

（太字で表示した頁には用語解説があります）

ソーシャルワークの基盤と専門職（社福専門）
【新・社会福祉士シリーズ7】

2023（令和5）年9月30日　初　版1刷発行

編　者　柳澤孝主・増田康弘
発行者　鯉渕友南
発行所　株式
　　　　会社　弘文堂　101-0062　東京都千代田区神田駿河台1の7
　　　　　　　　　　　　　TEL　03（3294）4801　　振　替　00120-6-53909
　　　　　　　　　　　　　https://www.koubundou.co.jp
装　丁　水木喜美男
印　刷　三美印刷
製　本　井上製本所

ISBN978-4-335-61212-1

新・社会福祉士シリーズ 全22巻

福祉臨床シリーズ編集委員会/編

2021年度からスタートした新たな教育カリキュラムに対応！

新・社会福祉士シリーズ 1
医学概論

シリーズの特徴

社会福祉士の新カリキュラムに合致した科目編成により、社会福祉問題の拡大に対応できるマンパワーの養成に貢献することを目標とするテキストです。

たえず変動し拡大する社会福祉の臨床現場の視点から、対人援助のあり方、地域福祉や社会福祉制度・政策までをトータルに把握し、それらの相互関連を描き出すことによって、社会福祉を学ぶ者が、社会福祉問題の全体関連性を理解できるようになることを意図しています。

◎＝精神保健福祉士と共通科目